1323

I0052769

8°T 85
d
1540

Dᴿ A. BONNAFOUX

LES

Syndromes Choréiques

d'Origine Méningo-Corticale

Montpellier
Imprimerie A. DUPUY
1911

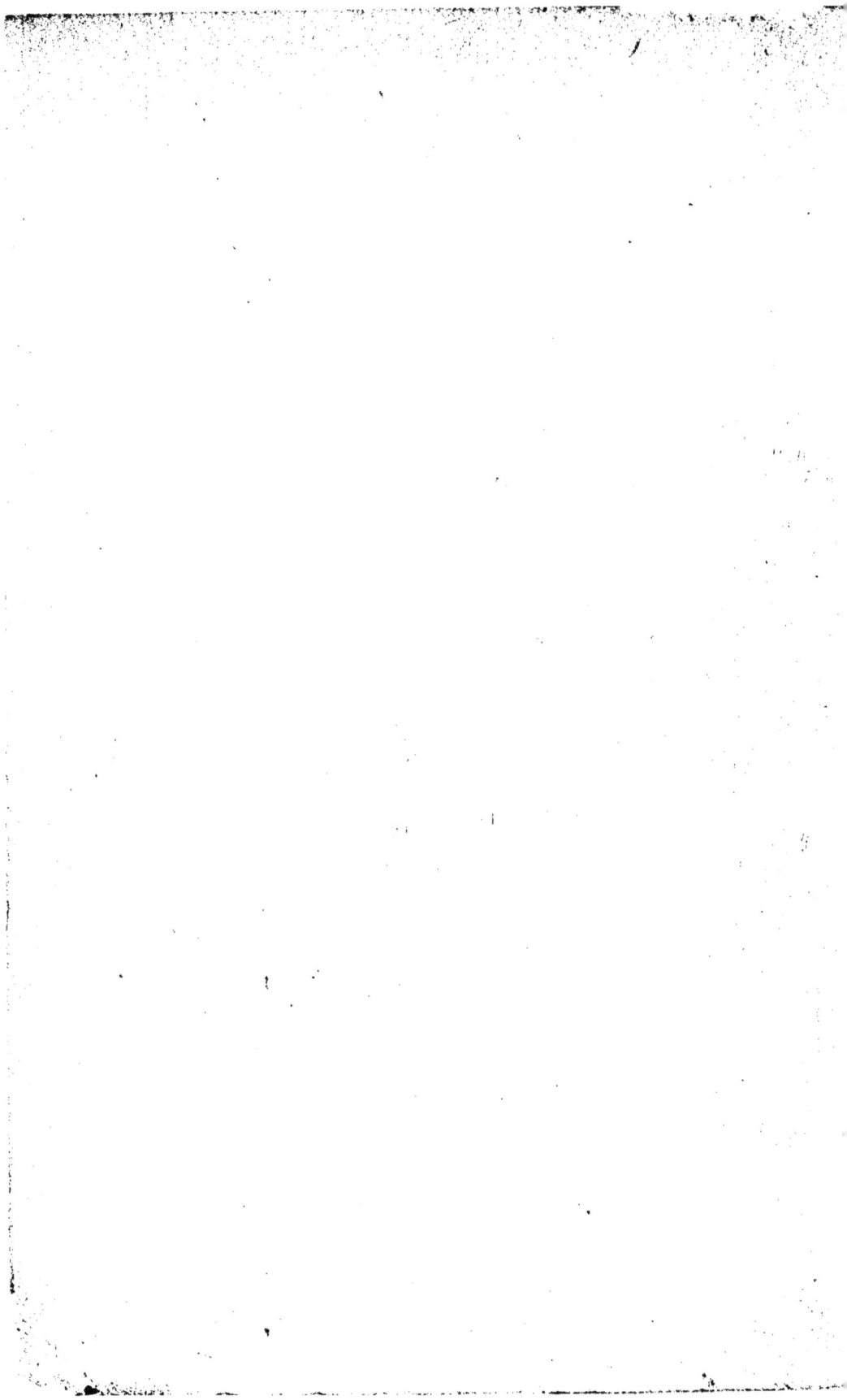

LES SYNDROMES CHORÉIQUES
D'ORIGINE MÉNINGO-CORTICALE

8 T d 85

1540

S 150975

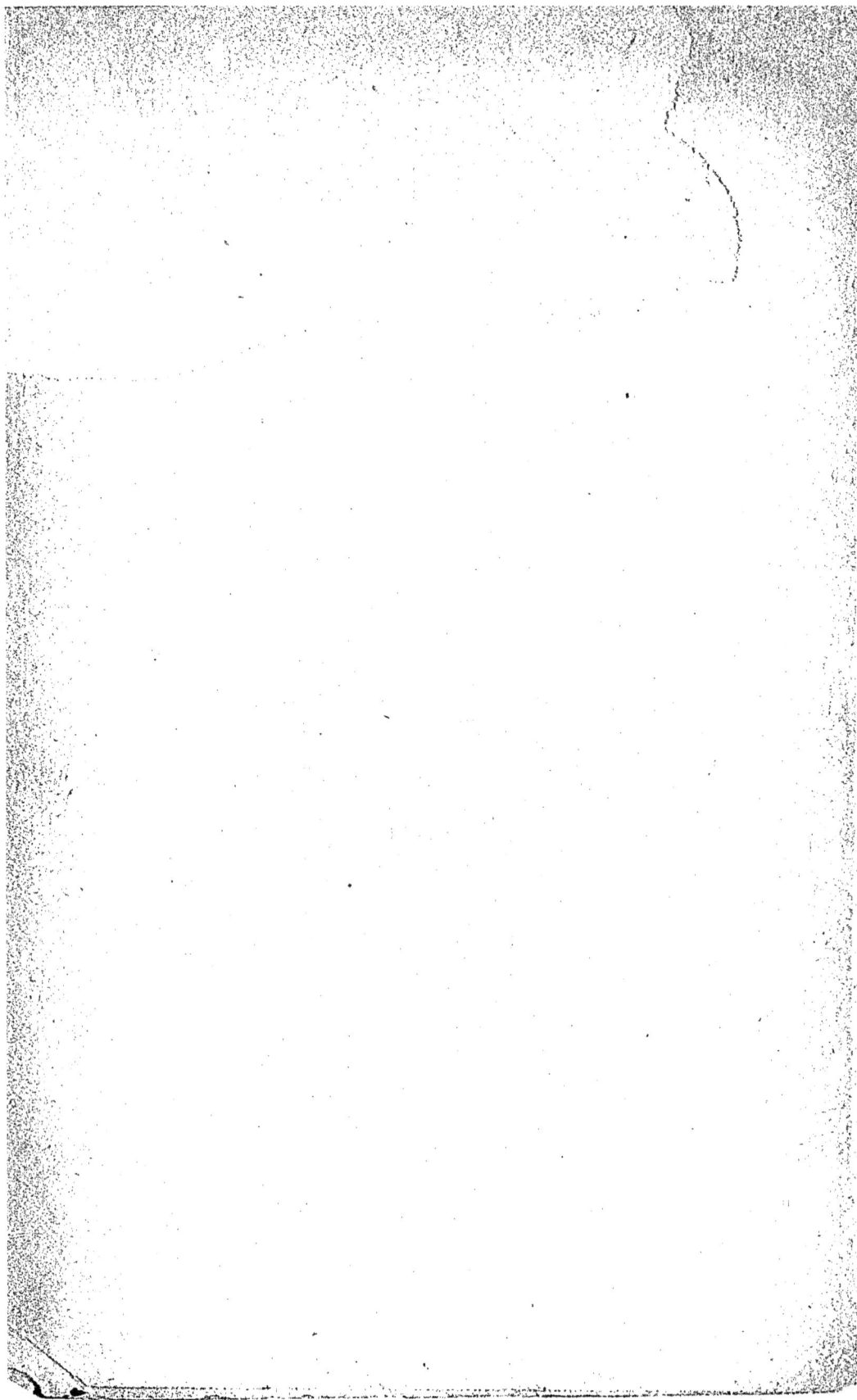

LES SYNDROMES CHORÉIQUES

D'ORIGINE MÉNINGO-CORTICALE

PAR

A. BONNAFOUX

DOCTEUR EN MÉDECINE

ANCIEN EXTERNE DES HOPITAUX

MONTPELLIER

IMPRIMERIE GROLLIER, ALFRED DUPUY, SUCCESSEUR

7, Boulevard du Peyrou

—

1911

PERSONNEL DE LA FACULTÉ

Administration

MM. MAIRET (✺) .... Doyen.
SARDA .... Assesseur.
IZARD .... Secrétaire.

Professeurs

Clinique médicale...............................	MM. GRASSET (✺).
	Chargé de l'enseign¹ de pathol. et thérap. génér.
Clinique chirurgicale............................	TÉDENAT (✺).
Thérapeutique et matière médicale	HAMELIN (✺).
Clinique médicale...............................	CARRIEU.
Clinique des maladies mentales et nerveuses.....	MAIRET (✺).
Physique médicale,.............................	IMBERT.
Botanique et histoire naturelle médicales........	GRANEL.
Clinique chirurgicale............................	FORGUE (✺).
Clinique ophtalmologique.......................	TRUC (✺).
Chimie médicale................................	VILLE.
Physiologie....................................	HEDON.
Histologie.....................................	VIALLETON.
Pathologie interne.............................	DUCAMP.
Anatomie	GILIS (✺).
Clinique chirurgicale infantile et orthopédie.....	ESTOR.
Microbiologie..................................	RODET.
Médecine légale et toxicologie..................	SARDA.
Clinique des maladies des enfants	BAUMEL.
Anatomie pathologique.........................	BOSC.
Hygiène.......................................	BERTIN-SANS (H.)
Pathologie et thérapeuthique générales.........	RAUZIER.
	Chargé de l'enseign¹ la clinique médicale.
Clinique obstétricale...........................	VALLOIS.

Professeurs-adjoints : MM. De ROUVILLE, PUECH, MOURET
Doyen honoraire : M. VIALLETON.
Professeurs honoraires : MM. E. BERTIN-SANS (✺), GRYNFELTT.
M. H. GOT, Secrétaire honoraire

Chargés de Cours complémentaires

Clinique ann. des mal. syphil. et cutanées.	MM. VEDEL, agrégé.
Clinique annexe des maladies des vieillards	VIRES, agrégé libre.
Pathologie externe.......................	LAPEYRE, agrégé libre.
Clinique gynécologique...................	Dʳ ROUVILLE, prof.-adjoint
Accouchements	PUECH, prof. adjoint.
Clinique des maladies des voies urinaires..	JEANBRAU, agrégé libre
Clinique d'oto-rhino-laryngologie ...:....	MOURET, prof. adj.
Médecine opératoire	SOUBEYRAN, agrégé.

Agrégés en exercice

MM. GALAVIELLE.	MM. LEENHARDT.	MM. DELMAS (Paul).
VEDEL.	GAUSSEL.	MASSABUAU.
SOUBEYRAN.	RICHE.	EUZIÈRE.
GRYNFELTT Ed.	CABANNES.	LECERCLE.
LAGRIFFOUL.	DERRIEN.	

Examinateurs de la thèse:

MM. CARRIEU, prof., président.	MM. LEENHARDT, agrégé.
GILIS, professeur.	EUZIÈRE, agrégé.

La Faculté de Médecine de Montpellier déclare que les opinions émises dans les dissertations qui lui sont présentées doivent être considérées comme propres à leur auteur ; qu'elle n'entend leur donner aucune approbation ni improbation.

A MA MÈRE, A MON PÈRE

Témoignage de ma profonde affection.

A. BONNAFOUX.

A MON PRÉSIDENT DE THÈSE

MONSIEUR LE PROFESSEUR CARRIEU

A MONSIEUR LE PROFESSEUR GILIS

A MONSIEUR LE PROFESSEUR-AGRÉGÉ LEENHARDT

A MONSIEUR LE PROFESSEUR-AGRÉGÉ EUZIÉRÉ

A. BONNAFOUX.

INTRODUCTION

« Le terme de chorée, dit Sainton, doit être limité aux
affections caractérisées par des mouvements anormaux,
rapides, illogiques, maladroits, continus, généralisés habi-
tuellement, disparaissant pendant le sommeil. » Cette défi-
nition permet de distinguer cliniquement les mouvements
choréiques des mouvements athétosiques, des tics, des myoclonies. Car, si ces divers mouvements anormaux ont une origine, peut-être pas très distincte, tout au moins au point de vue
de ses allures cliniques, le syndrome choréique mérite de
conserver une place à part. Or, dès que l'apparition de ce
syndrome eut été constatée dans des affections dont l'origine
non douteuse était une lésion du système nerveux central,
dès ce jour se posa le problème de l'existence d'un centre
choréigène. Mais, dès l'abord, on eut bien soin de distinguer
nettement ces chorées, symptomatiques de lésions cérébrales,
des chorées essentielles, ou chorées névroses. Charcot, en
particulier, insista fortement sur cette division, justifiée à
ses yeux par une différence absolue dans la nature même des
deux groupes d'affections. Il identifiait la chorée de Sydenham
à la chorée de Huntington et il rangeait l'une et l'autre dans
la catégorie des névroses pures.

Pour le premier groupe, au contraire, dont le type prédominant était constitué par l'hémichorée pré ou post-hémiplégique, aucune hésitation : il s'agissait bien là de mouvements anormaux, symptomatiques d'une lésion en foyer des centres nerveux, entièrement comparables, tout au moins quant à leur pathogénie, aux tremblements ou aux contractures. Le seul problème qui se posait était de découvrir la région du névraxe, dont l'irritation ou la destruction fut capable de donner naissance à des mouvements choréiques. Or, sur ce point, les opinions émises ont été nombreuses et variées.

Nous ne reproduirons pas les diverses théories émises, qu'on trouvera développées dans la thèse récente de Gonnet. Ces discussions ne présentent pas un intérêt immédiat pour nous ; si nous les rappelons, c'est en partie pour montrer combien il est difficile d'arriver à un résultat précis, alors qu'il s'agit de lésions localisées, dont la constatation seule paraîtrait devoir suffire pour permettre de tirer des conclusions définitives.

Avec quelle prudence faudra-t-il donc avancer lorsqu'on tentera de pénétrer la physiologie pathologique, non plus d'un symptôme localisé et d'origine manifestement organique comme l'hémichorée, mais d'affections à symptômes aussi généralisés, aussi diffus que ceux des diverses chorées réunies dans les classiques sous le nom de névroses ! Malgré les difficultés, il s'est manifesté plusieurs tentatives pour donner une base anatomo-pathologique à la chorée. Depuis 1887 de nombreux auteurs italiens, parmi lesquels Murri, Patella, Mannini, Massalongo, ont publié de nombreux travaux pour tâcher de démontrer que les chorées, aussi bien d'ailleurs que les tics, les myoclonies et les tremblements, reconnaissent une origine corticale. En faveur de leur opinion, ils invoquent la coexistence de la chorée et de l'épilepsie, la présence de troubles psychiques chez les choréiques et la constatation de mouvements choréiques dans une série de maladies à lésions méningo-corticale. D'ailleurs, ce n'est pas de nos jours que la possibilité de l'intervention de l'écorce dans l'établissement de la chorée a été soupçonnée pour la première fois. Nous aurons l'occasion de voir que les lésions cérébrales ont été depuis assez longtemps mises en évidence dans la chorée d'Huntington. Mais les autopsies, surtout dans les cas de chorée de Sydenham, ont paru, en définitive, assez peu démonstratives, et devant l'imprécision des constatations, les auteurs, en général, ont abouti à la conclusion que la danse de St-Guy devait être considérée comme une névrose sans lésions fixes.

Cependant, au cours de ces dernières années, le problème a été à nouveau posé et avec plus de précision. On tend évidemment à abaisser les barrières qui avaient été dressées entre les divers types de chorée. Si, au point de vue clinique, on persiste à maintenir des différences tranchées entre les divers syndromes choréiques, on cherche à les rapprocher par le mécanisme producteur. On ne craint pas de comparer les chorées symptomatiques aux chorées de Sydenham et de Huntington. Et pour justifier ce rapprochement, on s'est efforcé de donner à ces deux affections un substratum anatomique, de manière à pouvoir les ranger d'une façon indiscutable dans le groupe des maladies organiques du système nerveux central.

Nous voyons, d'autre part, reparaître cette tendance primitive à rechercher une localisation bien limitée des lésions en un point du névraxe. Certainement, il serait difficile de nier que l'origine des mouvements choréiques ne puisse se trouver dans des lésions siégeant en des régions assez variables du système nerveux central. Les faits cliniques sont là : on a constaté des mouvements choréiques au cours de l'évolution

de tumeurs siégeant au niveau des pédoncules cérébraux, de
la protubérance, du cervelet ; on les a constatés (Grasset),
au cours du tabes. Mais, si l'on paraît se tenir en garde
contre les affirmations trop exclusives, il ne s'en manifeste
pas moins un courant assez net en faveur de la localisation
corticale du syndrome. Ainsi, Sainton, dans son rapport au
Congrès de Nantes (1909), fait observer qu'après l'étude
anatomo-pathologique des chorées chroniques et des chorées
symptomatiques, « il se dégage un fait capital, c'est l'importance prédominante des altérations corticales. » C'est, en
somme, à une conclusion analogue qu'arrive, pour la chorée
de Sydenham, André-Thomas, lorsqu'il dit « qu'elle n'est pas
une névrose, mais un syndrome relevant d'une encéphalite
ou d'une méningo-encéphalite légère. »

Ce sont ces points que nous voudrions essayer d'examiner.
Et, comme nous ne pouvons nous flatter de résoudre définitivement la question, nous nous efforcerons seulement de
montrer que cette théorie de l'origine méningo-corticale du
syndrome choréique n'est pas basée sur une simple hypothèse, mais qu'elle est étayée par des faits, par des observations rigoureuses. Il nous semble, en effet, qu'en cette
matière, les constatations de l'autopsie doivent prendre
la première place.

Ces faits que nous voulons rapporter sont relatifs à des
affections, où, des lésions méningo-corticales bien constatées,
ont donné naissance à un syndrome choréique des plus typiques. Il s'agit de la méningite tuberculeuse, de la méningite
aiguë non tuberculeuse, de la paralysie générale ; nous pouvons ajouter, en passant, que des mouvements choréiques ont
été constatés aussi dans la maladie du sommeil. Ainsi il sera
acquis que des lésions méningo-corticales peuvent déterminer
l'apparition du syndrome choréique. Mais alors on peut
se poser une question : est-ce que des lésions semblables

se constatent réellement dans les cas de chorée de Sydenham
ou de chorée de Huntington ?

Notre plan se trouve ainsi tout tracé. Nous reproduirons
d'abord les observations de méningites aiguës, tuberculeuses
pour la plupart, accompagnées de mouvements choréiques,
qu'il nous a été possible de réunir. Nous tâcherons d'indiquer
les caractères cliniques du syndrome et aussi ses conditions
étiologiques et pathogéniques.

Même exposé des faits, mêmes commentaires en ce qui
concerne la paralysie générale.

Dans le chapitre suivant, nous exposerons les recherches
anatomo-pathologiques qui ont été faites pour la chorée
d'Huntington, tâchant ensuite de faire ressortir le lien de
cause à effet existant entre les lésions et certains symptômes
cliniques.

Enfin, dans un dernier chapitre, il nous restera à nous
demander si la méthode est applicable à la chorée de Sydenham et s'il est possible, en ce qui concerne ce syndrome,
d'arriver à des conclusions définitives au point de vue de son
origine organique.

Mais, avant d'entrer dans mon sujet, je tiens à adresser
mes remerciements à M. le professeur agrégé Euzière, qui a
bien voulu m'inspirer l'idée de ce modeste travail et qui n'a
cessé de me guider de ses excellents conseils ; ma documen-
tation a été singulièrement facilitée par les précieux rensei-
gnements qu'il m'a fournis avec une sollicitude dont je
lui exprime ici ma reconnaissance.

CHAPITRE PREMIER

————

MÉNINGITE TUBERCULEUSE ET MOUVEMENTS CHORÉIQUES

Les cas de méningites aiguës, et de méningites tuberculeuses en particulier, s'accompagnant de mouvements choréiques, sont assez peu fréquents. Signalés déjà par Hénoch dans ses leçons cliniques (1879), ils sont aussi notés par quelques classiques, mais la plupart les passent sous silence. Le syndrome choréique demande donc, pour apparaître, un certain concours de circonstances, et une irritation diffuse de la corticalité n'est certainement point suffisante pour lui donner naissance à coup sûr. Sans doute interviennent des facteurs de valeur diverse : localisation, intensité des lésions, prédisposition du sujet, sans la réunion desquels le mouvement choréique typique ne peut être créé.

Avant de chercher à mettre en lumière certains de ces facteurs choréigènes, il nous paraît indispensable de rapporter quelques exemples de méningites accompagnées d'un syndrome choréique. Les constatations nécropsiques qui accompagnent ces observations nous permettront, peut-être, de tirer

quelques conclusions assez vraisemblables en ce qui concerne
les conditions d'apparition des mouvements anormaux qui
avaient accompagné l'évolution de la maladie.

Hugklings Jackson observa un cas qui se présenta avec
des allures des plus curieuses, puisque le diagnostic fut
longtemps hésitant. « Les mouvements de l'enfant, dit Jackson, étaient exactement semblables à ceux qu'on observe
dans les cas de chorée aiguë. A voir simplement le malade,
personne n'aurait pensé qu'il put s'agir d'une autre affection,
et ce fut en effet pendant quelque temps un cas de chorée.
Mais c'était un fait pathologique inaccoutumé. J'observai
attentivement les mouvements ; ce n'étaient pas de simples
tremblements, ni de vagues soubresauts, mais des mouvements qui ne pouvaient pas absolument se différencier de
ceux que présentaient les nombreux malades que j'ai observés
avec des mouvements choréiques ».

Dreyfous, dans sa thèse, cite le cas d'une enfant de quatre
ans qui, quatre jours après le début d'une méningite, est
prise de mouvements choréiques rythmiques du membre
supérieur gauche : élévation de ce bras par un mouvement
à grand rayon, puis chute du membre. Puis apparaissent des
mouvements de flexion et d'extension du membre inférieur
gauche : ainsi se trouve réalisée une chorée natatoire. Les
mouvements choréiformes s'observent ensuite aux quatre
membres. A l'autopsie on trouve à la convexité du cerveau
une congestion intense, surtout aux approches de la base. Plaques d'injection donnant un aspect presque hémorragique ;
au niveau de ces plaques se distinguent, au milieu de la suffusion sanguine, des granulations jaunes disséminées le long
des vaisseaux de la pie-mère. Ces plaques sont répandues
sur une circonférence séparant la convexité de la base et qui
aurait 4 à 5 centimètres de haut. Lésions basilaires ordinaires.

Dans la même thèse est citée une observation de Talamon. Il s'agit d'une enfant de cinq ans dans le coma. Les quatre membres sont agités de mouvements rappelant ceux de la chorée. Les membres supérieurs s'étendent et se fléchissent brusquement, les poignets se tournent et se retournent, les jambes s'étendent et se fléchissent sur les cuisses, les cuisses sur le bassin ; la face est à peu près intacte ; ces mouvements s'accentuent jusqu'à la mort. A l'autopsie, pas de lésions bien nettes de la corticalité, lésions surtout du bulbe et de la protubérance.

OBSERVATION (Boucarut)
(Résumée)

Il s'agit d'un soldat de 24 ans, présentant dans ses antécédents personnels seulement un rhumatisme assez douteux. Sa mère avait eu quelques accidents nerveux indéterminés.

Début de la maladie le 2 avril 1896, par des mouvements athétosiques des membres supérieurs, sans autre malaise. Le 3 et le 4 les mouvements anormaux gagnent la tête et les membres inférieurs. La température est normale, pas de courbature ni anorexie. Les mouvements continuent à s'accentuer et le 10 le malade entre à l'hôpital.

A ce moment, l'examen permet de constater les faits suivants : contractions brusques, involontaires, incoordonnées de tous les muscles. Le tronc se fléchit en avant, sur les côtés, s'étend brusquement ; voltefaces rapides et involontaires. Marche difficile, irrégulière, trébuchante ; les mouvements ne sont pas continuels.

Aux membres supérieurs, mouvements de flexion, d'extension, de supination et de pronation. Mouvements analogues aux membres inférieurs. La face est grimaçante, les sourcils s'élèvent et s'abaissent, les paupières s'ouvrent et se ferment alternativement. Tous ces mouvements sont un peu plus accentués à gauche.

Les pupilles sont normales et contractiles.

La parole est entrecoupée, la déglutition parfois difficile. Les mouvements volontaires sont maladroits et accomplis avec effort. La volonté arrête les mouvements anormaux pour un court instant.

Légère hyperesthésie cutanée. Réflexes cutanés, musculaires et tendineux exagérés. Intelligence parfaitement conservée.

Le même jour le malade présente une crise d'épilepsie jacksonnienne, suivie d'autres semblables les jours suivants. Les mouvements involontaires s'exagèrent mais ils perdent peu à peu tout caractère choréique ; la fièvre fait son apparition (40°), carphologie ; cessation de l'agitation à partir de 1 heure ; irrégularité de la respiration et du cœur et mort le 12 avril à 1 heure 1/2 du matin.

A l'autopsie, on trouve les méninges congestionnées. La pie-mère est épaissie, blanchâtre, purulente, adhérente de chaque côté de la partie supérieure du sillon de Rolando. Ces plaques purulentes, de l'étendue d'une pièce de deux francs, existent sur les deux hémisphères ; leur centre et leur plus grande épaisseur correspondent à peu près à la partie moyenne des frontale et pariétale ascendantes. La plaque de l'hémisphère droit est un peu plus grande et plus épaisse que celle du côté gauche, ce qui explique la prédominance à gauche des mouvements. Plexus choroïdes congestionnés, pas d'excès de liquide dans les ventricules. Il existe, de plus, de fines granulations tuberculeuses disséminées sur toute la longueur de la sylvienne, mais surtout fréquentes au niveau des frontale et pariétale ascendantes. Sur les coupes, le cerveau est normal.

OBSERVATION (Boinet)
(Résumée)

Marie M..., 18 ans, indemme de syphilis, légèrement alcoolique, entre à l'hôpital le 2 juillet 1898.

Le 18 août céphalée violente avec vomissements et constipation. Cette poussée de méningite s'accompagne de mouvements jacksonniens convulsifs localisés aux membres supérieur et inférieur droits.

Le 24 ces mouvements sont lents, désordonnés, arythmiques, choréiformes et limités au membre supérieur droit. Les doigts de la main droite sont animés de mouvements athétosiques étendus : flexion, extension, avec reptation étendue ; la main se fléchit sur l'avant-bras et celui-ci exécute des mouvements de pronation et de supination, de flexion sur le bras. Le deltoïde droit présente des contractions brusques, spontanées, en masse; la moitié droite de la face est grimaçante; la commissure labiale droite est fortement tirée en haut et en dehors, l'aile du nez est soulevée en même temps. Mâchonnement incessant, grande difficulté pour parler, bredouillement. Douleurs de tête intenses. Mouvements du membre inférieur droit moins étendus, moins fréquents, plus lents ; mouvements athétosiques des orteils, surtout en extension. Troubles moteurs plus accentués à droite ; raie méningitique plus accusée aussi de ce côté.

2 septembre : les mouvements du membre supérieur droit et de la face persistent. Les mouvements athétosiques de la main ont cessé; la jambe droite est le siège de mouvements spontanés choréiformes ; le pied droit exécute des mouvements croissants de flexion, extension, avec écartement considérable du gros orteil. Tremblement épileptoïde absent et réflexe rotulien droit aboli. Masses musculaires douloureuses. Température 39°5 et 40° le soir, le matin 38°.

Le 3 septembre, les mouvements athétosiques de la main droite reparaissent ; flexion et extension du poignet ; l'avant-bras se fléchit en passant de la pronation à la supination exagérée. Mouvement de torsion et de rotation et de reptation du membre supérieur et élévation en masse de l'épaule. La commissure labiale droite est attirée en arrière. La jambe droite est fléchie sur la cuisse contracturée et est le siège de contractions rythmiques limitées ; hyperesthésie cutanée et musculaire. Réflexes rotuliens abolis, pupilles dilatées.

Le 5, la tête exécute des mouvements d'oscillation, d'inclinaison, de rotation vers la droite; les globes oculaires se dirigent rythmiquement dans la même direction trois ou quatre fois par minute. Les paupières ont des oscillations convulsives parallèles.

Le 6; les mouvements choréiformes sont tels que la malade tombe de son lit. Trismus, mâchonnement, raideur de la nuque.

Le 8, mouvements athétosiques de la main gauche.

Le 10, disparition des mouvements athétosiques, paralysie des sphincters. Mort le 22.

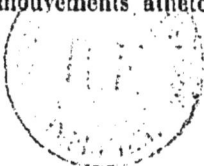

2

Autopsie. — A l'ouverture du crâne peu de liquide ; infiltration gélatineuse, opalescente, blanchâtre, molle, à la surface des circonvolutions frontale et pariétale ascendantes, surtout dans la profondeur et sur les bords du sillon de Rolando. Les lésions prédominent vers la partie supéro-interne de ces deux circonvolutions et empiètent sur le lobule para-central. Il existe, en outre, une plaque jaunâtre au niveau du tiers moyen du sillon de Rolando, atteignant la partie correspondante de la frontale ascendante. Plaques de congestion sur la face externe du lobe occipital, au-dessous du gyrus temporalis. Ces localisations expliquent les symptômes indiqués, on ne trouve que très peu de tubercules.

A l'examen histologique on voit que les exsudats fibrino-purulents sont infiltrés de globules de pus, de cellules embryonnaires ; les vaisseaux sont fortement dilatés. Les circonvolutions correspondantes sont le siège d'une encéphalite superficielle, avec dégénérescence graisseuse et dégénération cellulaire.

OBSERVATION (Gonnet)
(Résumée)

V... (Marcel), 6 ans, entre à l'hôpital le 2 juillet 1909. Parents bien portants, sœur morte de méningite à 20 jours. Rougeole à 4 ans ; scarlatine. En février 1908 apparition d'une tumeur blanche du genou droit. Tousse depuis un an, état général mauvais. Au mois de juin 1909, l'état général devient encore plus mauvais, et le 25 juin l'enfant pousse des cris pendant la nuit et est pris de vomissements continuels. Pas de constipation.

A l'examen, en outre de la tumeur blanche, on constate les faits suivants: le malade est couché en chien de fusil, d'humeur malveillante. Pas de raideur de la nuque, cris plaintifs, vomissements. Température 37°2.

Le 4 juillet, inconscience complète, strabisme interne. Les quatre membres sont animés de mouvements choréiques incessants et de grande amplitude; le malade étend et fléchit les coudes et les genoux,

met les mains sur la tête, semble décrire en l'air des figures avec
la main droite ou chercher parmi ses couvertures; il passe les pou-
ces entre les doigts fléchis de la main. Ces mouvements épargnent
la face, à la réserve de quelques mouvements transversaux des
globes oculaires, pendant lesquels le strabisme persiste. On note que
les mouvements sont moins prompts et moins saccadés que dans
la chorée vulgaire, qu'ils sont empreints d'une certaine raideur; on
constate en effet un peu de contracture dans les membres et le tronc.

A gauche, réflexe rotulien fort, ébauche de clonus de la rotule;
signe de Babinski positif des deux côtés.

Le 8 juillet, les mouvements choréiformes persistent, mais moins
intenses; raideur généralisée. Les poignets sont fléchis à angle droit,
les doigts fléchis, les avant-bras étendus et en pronation. Mort dans
le coma.

Autopsie. — Hydrocéphalie assez abondante sous-arachnoïdienne
et ventriculaire. Méningite tuberculeuse. Granulations surtout abon-
dantes au niveau de la convexité du cerveau et des scissures de
Sylvius. Elles prédominent à gauche. Tubercule jaune du volume
d'un pois à la face inférieure de l'hémisphère cérébelleux droit.
Quatre autres de mêmes dimensions sur les coupes des hémisphères
cérébelleux. Un autre occupe la protubérance du côté gauche, près
de la ligne médiane, au niveau de la partie postérieure de la région
du pied.

Quelques temps après, Gonnet eut encore l'occasion de voir un
autre enfant atteint de méningite tuberculeuse et présentant des
mouvements choréiques intenses, généralisés et de grand rayon.
Malheureusement, cet enfant ayant prématurément quitté l'hôpital,
ne put être soigneusement observé.

OBSERVATION (Babonneix et Paisseau)
(Résumée)

Enfant âgé de 2 ans, entre à l'hôpital le 25 octobre 1909. Pas d'antécédents héréditaires ni personnels.

Début trois jours avant par des vomissements et du changement du caractère. Puis apparition des symptômes de la méningite. Ponction lombaire : lymphocytes et polynucléaires.

Le 4 novembre, apparition de mouvements choréiformes, surtout nets au niveau des membres inférieur et supérieur gauches, du cou et de la face. Membres inférieurs : mouvements de totalité, flexion, extension, abduction, adduction, rotation ; on voit aussi la jambe se fléchir et s'étendre sur la cuisse, le pied sur la jambe, les orteils sur le pied. Ces mouvements irréguliers, incessants, arythmiques, illogiques, présentant tous les caractères des mouvements choréiques, s'associent, se succèdent de diverses façons. Pas de mouvements du membre inférieur droit. Les sterno-cléido-mastoïdiens se contractent incessamment, l'épaule gauche présente des mouvements d'élévation et d'abaissement, la tête, des mouvements de rotation. Mouvements choréiques des globes oculaires.

Le 5, les mouvements choréiques sont très accentués et surtout à gauche.

Le 6, état demi-comateux, mouvements moins intenses, mais s'exagérant par les excitations ou les mouvements.

Le 7, les mouvements choréiques n'apparaissent que par l'excitation des masses musculaires des cuisses et de l'abdomen et toujours plus marqués à gauche.

Le 9, coma complet. Les excitations de la paroi abdominale ramènent encore des mouvements choréiformes aux membres inférieurs. Mort le soir sans convulsions.

Autopsie. — Cerveau : exudats le long de la vallée sylvienne et des sillons principaux et granulations de la pie-mère. Congestion à la partie postérieure du cerveau, thrombose de veinules et d'une grosse veine se rendant au sinus longitudinal supérieur. Pas de plaques de méningite. Pas de localisation bien nette au niveau des régions motrices, mais à droite, au niveau des parties inférieures des frontale et pariétale ascendantes, granulations tuberculeuses. Lésions basilaires classiques avec compression du chiasma optique. Exsudat au niveau du vermis du cervelet. Ventricules et plexus choroïdes intacts, mais thrombose du sinus longitudinal supérieur.

Examen histologique. — Lésions banales. Méninges épaissies, congestionnées, œdémateuses, avec follicules tuberculeux nombreux au voisinage des vaisseaux. Ces lésions existent sur tout le névraxe.

Ecorce : lésions diffuses des circonvolutions motrices. Prolifération des noyaux névrogliques. Chromatolyse totale ou centrale des
cellules pyramidales ; homogénéisation de la zone nucléaire, neuronophagie modérée, cervelet intact. Protubérance et bulbe peu atteints.
Vaisseaux dilatés ou rompus, ou thrombosés.

OBSERVATION (Nobécourt et Rivet cités par Babonneix
et Paisseau)

(Résumée)

Il s'agit d'une petite fille de 18 mois. Elle ne présente pas d'antécédents héréditaires ; la petite malade a joui d'une bonne santé habituelle ; tout ce que les parents ont observé jusqu'à ces derniers temps
c'est un certain degré de constipation et une tendance marquée aux
éruptions cutanées d'origine digestive.

Au début de mai 1909 la petite fille devient fièvreuse, ses forces
diminuent, ses selles sont glaireuses.

Le 16 mai la température s'abaisse mais la prostration s'accentue.
Le 17 mai la température s'élève à nouveau, la petite malade est tel-
lement prostrée qu'elle ne semble plus reconnaître son entourage.
Il apparaît le même jour d'autres phénomènes d'ordre méningitique ;
raie vaso-motrice, raideur légère de la nuque ; par contre il n'y a ni
troubles respiratoires ni intermittences du pouls, ni modifications
pupillaires, ni signe de Kernig. Le 18 on note un peu d'hémispasme
facial droit.

Le 19 la malade entre dans le coma ; c'est alors qu'apparaissent
des mouvements chroréiformes des membres du côté droit ; la jambe
et la cuisse s'étendent et se fléchissent sans cesse, les orteils sont
animés de mouvements irréguliers ; la main, l'avant-bras et le bras,
sont eux aussi le siège de mouvements variables, incohérents, involontaires, à grande amplitude, identiques en somme aux mouvements que l'on observe dans la chorée de Sydenham. Les signes de
méningite persistent et s'aggravent : raideur des membres, strabisme,

déviation conjuguée de la tête et des yeux, à droite signe de Babinski positif. Le 20, une ponction lombaire confirme le diagnostic en donnant issue à un liquide clair riche en lymphocytes. Le pouls est lent et irrégulier, la raideur de la nuque accentuée, les mouvements choréiques diminuent d'intensité. Le 23 on note : une raideur varia'ble des membres et de la nuque, de la paralysie faciale droite, une raie méningitique très nette, de la tachycardie et des intermittences du pouls ; à droite on note encore quelques mouvements choréiformes. Le réflexe patellaire du côté droit est nettement augmenté, du même côté existe de la trépidation épileptoïde. La petite malade meurt dans la soirée. L'autopsie n'a pas été pratiquée.

OBSERVATION (Massalongo)
(Résumée)

Chez un malade de 26 ans atteint de méningite tuberculeuse apparaissent d'abord des contractions fasciculaires dans les muscles du côté droit. Le jour suivant, mêmes contractions du côté gauche. C'était le syndrome décrit par Schultze et Kny sous le nom de myokimie.

Le jour suivant apparaissent des contractions d'un muscle ou d'un groupe de muscles, mais insuffisantes cependant pour déterminer des mouvements des membres. Ces contractions siègent à droite.

Enfin, la nuit suivante, le malade entre dans le délire et présente des mouvements nettement choréiques des 4 membres mais prédominant à droite. Ces mouvements s'étendent à la face. Puis apparaissent, pour terminer, des attaques épileptiformes.

A l'autopsie : pie-mère épaissie et de coloration grise. Cet aspect est surtout net au niveau des circonvolutions frontales et centrales ; liquide sous-arachnoïdien abondant. La pie-mère est difficile à soulever au niveau de la scissure longitudinale et du sillon de Rolando. Des deux côtés on ne peut la séparer des circonvolutions sous-jacentes. En ces régions apparaissent de nombreux petits nodules blanchâtres un peu plus grands qu'un grain de mil ; ces tubercules sont

particulièrement groupés le long du sillon de Rolando et sur les circonvolutions contiguës ; quelques-uns, plus petits, se remarquent
aussi dans la fosse de Sylvius.

En détachant la pie-mère on emporte de petits lambeaux de
l'écorce. Les circonvolutions sont plus foncées, d'un gris jaunâtre et
dans un état de ramollissement au début. Ces altérations étaient plus
marquées sur les circonvolutions centrales et le lobe paracentral du
côté gauche du cerveau. Rien sur les coupes. Congestion des méninges médullaires et augmentation du liquide.

Grasset et Gaussel ont publié l'observation d'une jeune
fille de 14 ans qui, outre les signes d'une tumeur cérébelleuse, présenta quelques mouvements choréiformes des doigts
de la main droite. A l'autopsie on trouva des tubercules du
cervelet et de la protubérance. En outre, les auteurs signalent
quelques granulations méningo-corticales, auxquelles ils
n'attachent pas d'importance, et de l'hydrocéphalie avec
dilatation des ventricules.

A côté de ces cas de méningites tuberculeuses nous devons
signaler quelques observations de méningites aiguës non
tuberculeuses qui se sont accompagnées également de mouvements choréiques.

OBSERVATION (Claude et Lhermitte)
(Résumée)

Il s'agit d'une jeune fille présentant une lourde hérédité alcoolique, ayant des antécédents nerveux et d'une débilité intellectuelle
non douteuse. Vers le milieu de février 1907, elle présente un syndrome choréique. Peu de temps après, les troubles mentaux subissent une aggravation manifeste avec type de l'excitation maniaque,

avec hallucinations et confusion mentale. Un état scepticémique est alors indiscutable, qui se manifeste d'ailleurs par une parotidite double suppurée et des éruptions pemphigoïdes. Les mouvements choréiques persistent quelques jours, puis disparaissent avant la mort qui se produit dans le coma.

L'examen histologique a révélé des altérations cortico-méningées et des noyaux opto-striés dus au processus infectieux et auxquels on peut rattacher les mouvements choréiques et les troubles mentaux signalés. Ces lésions étaient légères dans la région rolandique : un peu de congestion, altérations légères des cellules, prolifération névroglique. Méninges intactes à ce niveau. Au niveau du lobe occipital, épaississement des méninges avec suffusion hémorragique et altérations cellulaires plus importantes. Dans la couche optique, un peu d'œdème, chromatolyse, prolifération névroglique. Moelle presque intacte.

OBSERVATION (Lesné et Gaudeau)
(Résumée)

Enfant âgé de 10 ans entre à l'hôpital le 25 mars 1905. Les parents auraient eu la danse de Saint-Guy. Lui-même a eu une fièvre typhoïde à 3 ans, la rougeole à 6 ans. Gauche et maladroit depuis une quinzaine, mais les mouvements choréiques nets n'ont commencé que depuis la veille. A l'examen, mouvements choréiques généralisés et très intenses ; sensibilité et réflexes normaux, pupilles également normales. Température à 37 degrés ; dans les urines, ni sucre, ni albumine. Les jours suivants les mouvements deviennent plus intenses et à partir du début d'avril persistent même la nuit. La température s'élève, incontinence des matières et des urines, hébétude marquée. Les mouvements augmentent au plus léger contact. Les jours suivants, légère amélioration. Mais le 10 avril l'état s'aggrave et la température monte à 38 et 39 degrés et au-dessus de 40 le 14 avril, pouls entre 150 et 160. Torpeur accentuée et les mouvements choréiques, diminués depuis le 13, reparaissent intenses dès qu'on touche le malade. Le 15 avril apparaît de la raideur de la nuque, mais sans Kernig. Mêmes signes persistent, avec augmentation de la torpeur, jusqu'au 18, jour de la mort.

La ponction lombaire pratiquée le 26 mars et le 12 avril donne un liquide normal. Le 15 avril, au contraire, le liquide céphalo-rachidien est en hypertension et purulent. Nombreux leucocytes, presque uniquement des polynucléaires, et cocci très nombreux qu'on reconnaît pour être des staphylocoques. Le liquide est, en outre, très albumineux.

L'examen de ces quelques observations, qui présentent des faits en apparence assez disparates, peut cependant permettre de tracer, tout au moins d'une manière approximative, un tableau de l'aspect que prennent les phénomènes choréiques apparaissant au cours d'une méningite aiguë. Le syndrome choréique, on a pu le voir, est dans certains cas assez complet pour avoir mérité le nom de chorée. Dans d'autre cas il est simplement ébauché, peu caractéristique, atypique. Cela ne doit pas surprendre outre mesure. Dans une affection à lésions diffuses, comme la méningite, le mouvement choréique, qui est seulement un symptôme superposé à beaucoup d'autres, doit être forcément un peu déformé, dévié de son allure normale. Cependant il suffit pour que son authenticité soit indiscutable, qu'on puisse mettre en lumière les caractères fondamentaux sur lesquels nous avons déjà appelé l'attention. Mais ces caractères fondamentaux une fois mis à part, rien de plus variable que les allures cliniques du phénomène que nous étudions.

Tout d'abord est-il permis d'attribuer à une prédisposition spéciale du sujet une influence quelconque sur la production du syndrome ?

En mettant à part la nature et la localisation des lésions, sur lesquelles nous insisterons plus loin, on pourrait penser

à des antécédents expliquant une susceptibilité particulière
du système nerveux et par exemple à une chorée antérieure.
Or, dans aucun des cas publiés, nous ne voyons signaler qu'une
chorée ait précédemment évolué chez le malade. Quant aux
antécédents nerveux en général, dans aucune des observations non plus ils ne sont particulièrement mis en relief. Dans
l'observation de Boucarut, dans celle de Nobécourt et Rivet
on parle bien de quelques accidents nerveux chez les parents,
mais, si ces antécédents pourraient, à la rigueur, être invoqués pour expliquer la localisation tuberculeuse au niveau
de l'encéphale, il serait bien difficile de les faire intervenir
dans la détermination du mode de réaction des neurones
corticaux. Donc rien de précis en ce qui concerne les conditions étiologiques du syndrome, si nous en exceptons, bien
entendu, nous le répétons, celles d'ordre anatomique.

Le mode d'apparition du syndrome nous paraît au contraire
obéir à une règle suffisamment fixe. Dans la grande majorité
des cas, les mouvements choréiques ne se montrent qu'à
une phase assez avancée de la maladie, souvent au début
ou au plein de la période de coma. Relativement assez pré-
coces dans les observations de Boinet et de Babonneix et
Paisseau, ils n'apparaissent qu'au moment du coma dans
celles de Gonnet, de Nobécourt et Rivet, de Dreyfous, de
Talamon, de Massalongo. Il semble donc que, pour produire
des mouvements choréiques, les lésions doivent arriver à une
phase assez avancée afin que l'irritation corticale qui en
résulte soit suffisamment intense.

Mais c'est là une règle qui est bien loin d'être absolue. Et
l'observation de Boucarut est particulièrement suggestive à
cet égard. Chez ce malade, du 2 avril, où apparaissent des
mouvements athétosiques, jusqu'au 10 du même mois, c'est-
à-dire pendant 8 jours, on est parfaitement en droit de porter
le diagnostic de chorée. Il n'existe pas de signes permettant

de penser à la méningite. Celle-ci ne se manifeste que tardivement et se termine il est vrai avec une particulière rapidité.

De même Hugklings Jackson déclare que, chez son malade, ce fut pendant quelque temps un vrai cas de chorée. Ce dernier fait est assez curieux, étant donné qu'il s'agit d'un enfant, car le malade de Boucarut était un adulte et on sait que la méningite tuberculeuse peut, pendant longtemps, chez l'adulte, évoluer sans manifestations notables, alors que les lésions sont cependant considérables. Ces lésions peuvent, dans ces conditions, suffire pour irriter, d'une manière assez intense, l'écorce et faire naître des mouvements choréiques, alors que la fièvre, le délire, les convulsions, le coma n'apparaîtront que dans les phases ultimes de la maladie.

Or, à cette période terminale, au moment où les désordres anatomiques sont à leur maximum, il est assez fréquent de voir précisément disparaître les mouvements choréiques. Il est rare, en effet, de les voir persister jusqu'à la mort. Le fait est cependant noté dans l'observation de Talamon, mais d'après la description que donne l'auteur il nous semble qu'il s'agissait plutôt de convulsions généralisées que de vrais mouvements choréiques, du moins dans la période terminale. Quoiqu'il en soit de ce cas particulier, généralement le syndrome choréique perd peu à peu de sa netteté et disparaît définitivement quelque temps avant la fin ; dans certains cas même, celui de Boinet, par exemple, plusieurs jours avant. Il s'agit, sans doute, d'un phénomène d'épuisement des cellules nerveuses corticales, ou bien d'une véritable destruction de ces mêmes cellules corticales par l'agent morbide. C'est d'ailleurs là un phénomène à peu près constant dans la méningite où la période d'excitation est suivie d'une phase terminale de paralysie et d'annihilation totale. Les mouvements choréiques cessent avant la mort, comme cessent le plus souvent les contractures et les convulsions, c'est-à-dire les symptômes traduisant l'irritation de la corticalité.

L'aspect clinique des mouvements anormaux signalés dans les observations que nous avons rapportées mérite de nous arrêter tout spécialement. Nous devons, en effet, nous demander si ces mouvements peuvent être décrits, sans exagération, sous le nom de syndrome choréique que nous leur avons affecté. Leur siège est assez variable. Ils peuvent être généralisés. Boucarut constate chez son malade « des contractions involontaires, brusques, incoordonnées de tous les muscles du corps ». Non seulement les membres s'agitent dans tous leurs segments, mais le tronc est animé lui aussi de mouvements très vifs ; la face n'est point épargnée et apparaît grimaçante. Les quatre membres sont atteints dans le cas de Gonnet, Dreyfous, Talamon, Massalongo, mais la face est à peu près intacte. Enfin, Hugklings Jackson note expressément que les mouvements constatés par lui étaient absolument généralisés, comme dans une chorée authentique.

Mais il est très fréquent de voir noter par les observateurs une prédominance manifeste des mouvements anormaux dans un côté du corps. Alors même qu'ils sont généralisés, ils sont cependant plus nets, soit à droite, soit à gauche. Souvent ils commencent par être unilatéraux et ce n'est que plus tard qu'ils s'étendent aux deux côtés. Mais cette extension peut ne pas se produire ; ce fait est noté, par exemple, dans le cas de Nobécourt et Rivet. L'absence de toute symétrie exacte paraît donc être la règle, et ce défaut de symétrie peut persister pendant toute la durée de l'évolution du syndrome ou ne se manifester qu'au début ou à la période terminale.

Nous trouverons dans l'examen des constatations nécropsiques des faits qui permettront une explication simple et logique de la particularité clinique que nous signalons.

Mais, plutôt que sa localisation, l'allure clinique même du mouvement doit lui mériter le qualificatif de choréique. Or, comme nous l'avons vu, Sainton ne reconnaît comme dignes d'être dénommés choréiques que les mouvements caractérisés par la rapidité, l'illogisme, la maladresse, la continuité, la généralisation habituelle, la disparition pendant le sommeil. Nous nous sommes déjà expliqué sur ce qu'il fallait penser de la localisation des mouvements choréiques relatés dans les observations que nous avons reproduites. Leur continuité est signalée à peu près par tous les auteurs, et leur fréquence paraît même plus considérable que dans une chorée ordinaire. La maladresse et l'illogisme paraissent bien être deux caractères constants : les observateurs emploient les termes incoordonné, désordonné, incohérent. Babonneix et Paisseau se servent même du mot illogique. De plus, les mouvements volontaires, lorsqu'ils sont possibles, sont maladroits et accomplis avec effort (Boucarut). Quant à la rapidité, elle n'est pas douteuse. Les divers segments des membres s'étendent et se fléchissent avec énergie ; le malade de Boucarut présente des volte-faces rapides et involontaires.

Cependant, dans quelques observations, le type choréique des mouvements paraît moins pur. Ainsi Gonnet remarque « que les mouvements sont moins prompts et moins saccadés que dans la chorée vulgaire, qu'ils sont empreints d'une certaine raideur. » Cette raideur n'est pas difficile à comprendre. L'auteur a le soin d'ajouter lui-même, après sa remarque : « On constate, en effet, un peu de contracture dans les membres et le tronc. » Cette contracture explique très bien pourquoi les mouvements ont perdu de leur amplitude, de leur facilité. Dans un membre, en état de rigidité déjà appréciable, la contraction d'un groupe musculaire déterminera un mouvement assez lent, puisqu'elle aura à vaincre la résistance des antagonistes et d'une amplitude assez faible, puisque ne partie de la contractilité de chaque muscle était déjà employée. Donc si le phénomène choréique perd de sa pureté, c'est uniquement parce qu'il est contrarié par un symptôme concomitant traduisant aussi l'irritation corticale.

Un autre fait mérite de retenir l'attention : c'est l'association plusieurs fois constatée du syndrome athétosique et du syndrome choréique. Les mouvements athétosiques ouvrent la scène, chez le malade de Boucarut, et ce n'est qu'après leur disparition que se montrent les mouvements choréiques. Dans le cas de Boinet les deux syndromes évoluent simultanément, l'athétose se manifestant aux extrémités des membres agités par les mouvements choréiques. C'est là une constatation qu'il nous paraît intéressant de mettre en relief. Elle est une preuve de plus des relations étroites qui existent, au point de vue pathogénique, entre la chorée et l'athétose. Leur cause déterminante paraît, sinon absolument identique, tout au moins bien voisine, puisqu'on voit les deux syndromes se succéder immédiatement et même se mêler étroitement au cours d'une même phlegmasie méningo-encéphalique. C'est donc là une nouvelle raison, anatomique, d'assimiler la chorée à l'athétose. Il est vrai de dire que cette assimilation déjà admise depuis longtemps par Bernhardt, Charcot, Bourneville, Grasset, est, en général, acceptée.

L'observation curieuse de Massalongo nous offre un autre exemple d'association du syndrome choréique avec des manifestations nerveuses, en général considérées comme assez distinctes. En effet, au cours d'une méningite tuberculeuse on voit successivement apparaître d'abord des contractions fasciculaires isolées, puis des contractions d'un muscle ou d'un groupe de muscles, insuffisantes pour produire des mouvements, puis de véritables mouvements choréiques et enfin des attaques épileptiformes. Ainsi se succèdent, myokimie, paramyoclonus, chorée, enfin épilepsie jacksonnienne.

N'est-ce pas un argument sérieux pour soutenir que ces divers syndromes ont des points communs, qu'ils possèdent des formes de transition et que peut-être leur cause, identique au fond, ne varie que par des caractères secondaires. Dans le cas particulier, les modifications successives des manifestations cliniques paraissent tenir simplement à l'aggravation progressive d'une même lésion : l'inflammation méningo-corticale.

Or ce sont précisément les caractères de ces lésions qu'il nous reste à examiner. C'est, en effet, le moment de nous demander si, de l'étude des constatations anatomiques faites par les auteurs dans les observations que nous avons pu réunir, il est possible de dégager quelques idées générales sur les rapports qui pourraient exister entre une localisation particulière des lésions et l'apparition du mouvement choréique. En d'autres termes, la nature des lésions méningo-corticales est-elle suffisamment caractéristique pour qu'il soit permis d'établir une relation de cause à effet entre ces lésions et les mouvements constatés cliniquement ?

Il semble bien admis qu'une excitation suffisamment intense des régions sensitivo-motrices de l'écorce, c'est-à-dire de cette partie qui englobe, le long du sillon de Rolando, les frontale et pariétale ascendantes, est capable de déterminer des mouvements plus ou moins généralisés et d'intensité variable : Les autres parties de l'écorce paraissent inexcitables. C'est donc dans la région rolandique qu'il nous faudra rechercher les lésions causales du syndrome que nous étudions.

Et, en effet, une localisation et une intensité particulière des lésions au niveau de la zone sensitivo-motrice de l'écorce est signalée dans presque toutes les observations. Ce fait est à noter, car dans la méningite tuberculeuse, méningite de la base surtout, les altérations de la convexité sont en général assez discrètes. Boucarut trouve deux plaques de méningite purulente dont le centre répond, à peu près, à la partie moyenne des frontale et pariétale ascendantes, et, en outre, des granulations tuberculeuses, particulièrement fréquentes, au niveau des mêmes régions. Boinet, Gonnet, Massalongo, font des constatations analogues : épaississement des méninges, granulations, prédominent sur les régions motrices. Dreyfous, dans son observation personnelle, sans bien spécifier leur localisation, signale des plaques de congestion intense réparties sur la convexité et il est fort probable que quelques-unes de ces plaques intéressaient la région rolandique.

Un autre point est aussi mis en relief par les auteurs. La prédominance des lésions au niveau d'un hémisphère permet, en général, d'expliquer pourquoi les mouvements choréiques s'étaient manifestés avec une intensité particulière dans un côté du corps. Chez le malade de Boucarut les mouvements étaient prédominants à gauche : la plaque de méningite de l'hémisphère droit est un peu plus grande et plus épaisse. Gonnet constate que les granulations sont plus nombreuses sur l'hémisphère gauche ; les mouvements étaient plus intenses à droite ; mêmes remarques de Babonneix et Paisseau. Ces faits sont caractéristiques, et les observateurs n'ont pas manqué d'établir une relation entre la localisation particulière des lésions qu'ils constataient et les particularités cliniques.

L'examen plus attentif de l'écorce elle-même, lorsqu'il a été pratiqué, a conduit à des résultats absolument comparables. Boinet décrit au niveau des circonvolutions motrices une encéphalite superficielle, avec dégénérence graisseuse et dégénération des cellules. Dans le cas de Babonneix et Paisseau, où l'examen macroscopique avait paru peu concluant, en ce qui concernait une localisation précise au niveau de la région rolandique, l'examen histologique arrive, au contraire, à des résultats extrêmement intéressants. On note, en effet, des lésions diffuses, très nettes, des circonvolutions motrices.

Massalongo trouve un véritable ramollissement, au début, des circonvolutions, plus marqué au niveau de la région rolandique. Il semble donc bien que cette localisation particulière des lésions est constante et, de cette constance, on peut déduire son influence manifeste sur l'apparition du syndrome choréique.

Il ne faudrait cependant pas en conclure que les faits soient aussi simples et aussi schématiques, en quelque sorte. La méningite tuberculeuse intéresse constamment la base et englobe par conséquent les pédoncules, la protubérance, le bulbe. Le cervelet, la moelle sont aussi atteints. Mais d'abord, les faits de lésions du cervelet accompagnées de mouvements choréiques sont infiniment rares. D'autre part, si le syndrome choréique était produit par l'irritation du mésencéphale et de la moelle, il serait difficile d'expliquer l'unilatéralité quelquefois absolue des mouvements. En outre, tandis que les lésions basilaires sont constantes dans la méningite tuberculeuse, les localisations un peu marquées à la convexité sont au contraire assez rares. Cette particularité explique la rareté du syndrome choréique, si on admet qu'il est dû précisément à une irritation de la région rolandique. .

Dans le cas de Gonnet il existait, outre la méningite, des tubercules anciens de la protubérance et du cervelet auxquels l'auteur paraît attribuer le véritable rôle de lésion causale des mouvements choréiformes, la méningite n'intervenant que comme cause adjuvante. Cette explication est peut-être admissible. Mais n'est-il pas plus simple de voir dans la méningite la cause même des manifestations nerveuses. Les tubercules étaient jusque-là restés cliniquement silencieux; il n'est pas prouvé qu'ils soient intervenus subitement pour imprimer à la méningite une allure particulière et créer alors un syndrome dont ils avaient été impuissants à déterminer l'apparition.

3

Il nous resterait un dernier point à examiner. Quelle est l'importance et la nature des lésions méningo-corticales amenant l'apparition du syndrome choréique? Peut-on dire, lorsque telle modification des cellules pyramidales, ou de la névroglie, ou des vaisseaux, sera réalisée, qu'alors apparaîtront des mouvements choréiques?

Il nous paraît impossible de répondre d'une manière, même approximative, à une semblable question. Les observations sont encore trop peu nombreuses et les recherches histologiques insuffisamment précises pour qu'il soit permis de tenter une explication anatomo-physiologique du mouvement choréique. D'ailleurs, alors même qu'on arriverait à connaître avec une précision absolue les moindres lésions corticales nécessaires à la création du syndrome, serait-on bien sûr d'être en possession de tous les facteurs qui déterminent la réaction spéciale de la cellule nerveuse? Le neurone cortical obéit certainement à d'autres influences que les perturbations purement matérielles. Il possède une sorte d'individualité faite des impressions antérieures, et cette individualité explique sans doute pourquoi le mode de réaction est différent dans des circonstances en apparence identiques.

Nous devons donc nous borner à des constatations d'ordre général. Les lésions trouvées à l'autopsie sont quelquefois assez avancées. Boinet signale la dégénérescence graisseuse et même la désintégration cellulaire. Massalongo parle de ramollissement au début. Mais, si on veut bien se rappeler ce fait que, le plus souvent, les mouvements choréiques disparaissent avant la mort, il est légitime de supposer que ces lésions constatées à l'autopsie sont plus intenses et plus graves que celles qui avaient donné naissance aux mouvements anormaux. Il est probable que ceux-ci ne sont pas dus à la désintégration plus ou moins importante des cellules pyramidales, ou à la rupture complète de leurs prolongements, mais simplement à leur irritation par des lésions interstitielles ou vasculaires. Tout au plus, la perturbation peut-elle aller, sans doute, jusqu'à une chromatolyse plus ou moins accentuée, mais dès qu'il s'agit de destruction nerveuse bien caractérisée il nous paraît qu'à ce moment le mouvement choréique doit faire place à des phénomènes d'ordre paralytique.

Que conclure de cet examen, sans doute bien imparfait, des observations que nous avons rapportées. On ne peut se refuser à donner le nom de syndrome choréique aux mouvements anormaux bien constatés par des auteurs qui s'accordent tous à leur attribuer cette valeur. Les détails que renferment les descriptions ne laissent guère de place au doute. Quand on voit des observateurs comme Hucklings Jackson déclarer qu'une confusion avec une chorée vulgaire était difficile à éviter, on ne saurait parler de convulsions cloniques peu caractéristiques. Il s'agit bien d'un vrai syndrome choréique dont l'origine corticale nous paraît démontrée, à la fois par les particularités cliniques et par les constatations de l'autopsie.

CHAPITRE II

PARALYSIE GÉNÉRALE ET CHORÉE

Nous venons de voir qu'au cours des méningites les mouvement choréiques étaient assez peu fréquents et nous avons essayé d'indiquer les conditions anatomiques propices à leur apparition. Les altérations corticales que nous avons incriminées sont constantes, caractéristiques même dans la paralysie générale. Ces lésions paraissent se constituer dans des conditions favorables à la production d'un syndrome lié à une irritation des cellules nerveuses. La sclérose et l'atrophie évoluent, en général, d'abord au niveau du tissu interstitiel ; les neurones centraux ne sont intéressés que secondairement, soit par la compression qu'exerce sur eux le tissu de soutien sclérosé, soit par une localisation plus tardive à leur niveau du processus morbide. Les facteurs d'une irritation intense des cellules nerveuses sont donc réunis pendant une période assez prolongée. Il est donc tout naturel de se demander si les cellules de la région sensitivo-motrice, au lieu de répondre à l'excitation en donnant naissance simplement aux symptômes moteurs classiques de la paralysie générale, ne pourront, dans des conditions déterminées, créer un symdrome choréique.

Or, depuis longtemps, on a signalé l'apparition de mouvements choréiques au cours de l'évolution de la paralysie générale.

Mais tous les faits ne sont pas absolument comparables. Avec Euzière et Pezet, au travail desquels nous empruntons beaucoup pour la rédaction de ce chapitre, nous distinguerons trois groupes dans ces divers cas cliniques.

1° Dans un premier groupe, on peut réunir des observations, tout à fait exceptionnelles, dans lesquelles chorée et paralysie générale semblent s'être associées et combinées.

2° Dans un second groupe, le plus riche en faits cliniques, nous trouvons les chorées, uni ou bilatérales, survenant à la suite d'ictus apoplectiques ou de crises épileptiformes.

3° Dans un dernier groupe, enfin, prennent place des cas de paralysie générale qui, pendant toute leur évolution, ont présenté, comme symptôme prédominant, des troubles choréiques : ce sont, si l'on veut, des paralysies générales choréiformes.

PREMIER GROUPE

Il s'agit dans ces cas, en réalité, de deux affections distinctes, évoluant simultanément chez le même sujet, et il importe de reconnaître dans quelle mesure elles ont pu s'influencer mutuellement. Car si les deux affections coexistent, chacune avec ses caractères propres, elles ne restent pas absolument étrangères l'une à l'autre.

Deux cas sur trois publiés par Vallon et Marie peuvent être rattachés à ce groupe. « Nous avons observé, récemment, disent ces auteurs, trois cas de paralysie générale avec chorée. Dans deux cas, la chorée (type Sydenham) s'est présentée dans des conditions où il est permis de se demander si elle ne répondait pas à un symptôme initial en rapport, à quelque degré, avec la périencéphalite ultérieure comme dans les observations, aujourd'hui nombreuses, où l'on a signalé la coexistence de la paralysie générale avec des syndromes de névroses diverses (hystérie, neurasthénie, maladie de Basedow) ».

Mais l'observation la plus typique est celle que Brissaud et Gy ont communiquée en 1909 à la Société de psychiatrie.

Jeanne R... est la fille d'un paralytique général. A 3 ans, convulsions, méningite à 4, à la suite de laquelle deux crises comitiliaformes. A 5 ans, première attaque de danse de St-Guy bien caractérisée, durant 2 ans. A 14 ans, nouvelle attaque de chorée qui s'améliore passagèrement, puis, reprend de plus belle. A 19 ans, elle fait un séjour dans le service de Brissaud et le diagnostic de chorée paraît évident, vu les désordres prédominants de la motilité ; quand aux légers troubles psychiques ils sont mis sur le compte de la névrose. Un an après, ce tableau subit de profondes modifications et les troubles moteurs prennent de tels caractères qu'ils font songer à la sclérose en plaques et tel est en effet le diagnostic porté quand l'évolution de la maladie fit définitivement penser à la paralysie générale juvénile.

Ce cas est des plus instructifs. La première attaque de chorée a été une chorée de Sydenham vraie. La récidive conserve encore tous les caractères de cette affection. Mais ce qu'il est intéressant de rechercher, ce sont les circonstances qui ont amené l'apparition de cette récidive. On peut penser à une poussée nouvelle de chorée chez un sujet prédisposé par l'état évidemment anormal de son système nerveux central. Et c'est à cette nouvelle perturbation qu'il faudrait rattacher, d'après Euzière et Pezet, le début de la paralysie générale dont les caractères deviendront manifestes plus tard. Les lésions, ou tout au moins l'irritation corticale existant dans la chorée de Sydenham, auraient été la cause occasionnelle donnant le signal de la dégénérescence progressive de ce système nerveux prédisposé par une lourde hérédité. Aux lésions corticales légères de la chorée de Sydenham ont succédé peu à peu les lésions autrement importantes de la paralysie générale.

On pourrait encore comprendre d'une autre manière les relations anatomo-pathologiques des deux affections. Peut-être est-ce sous l'influence des lésions, déjà commençantes, de la paralysie générale que s'est à nouveau manifestée la chorée. La malade avait déjà réalisé ce syndrome, elle était, plus que tout autre, disposée à le réaliser encore. Il y avait donc de sérieuses raisons pour que l'irritation de la corticalité par les premières atteintes de l'encéphalite chronique se traduisît chez elle par les mouvements désordonnés d'une chorée de Sydenham.

Mais quelle que soit la lésion qui ait été réellement la première en date, il est incontestable qu'une fois constituée, la sclérose de la paralysie progressive a eu une part manifeste dans la prolongation du syndrome choréique constaté. « La paralysie générale, en se développant, entretenait elle-même la chorée et la transformait en ce que Claude appelle les chorées persistantes. »

Deuxième Groupe

Les faits qu'on peut réunir dans ce second groupe sont beaucoup plus nombreux. Il est en effet assez fréquent de voir apparaître, chez un paralytique général, après un ictus apoplectique ou des attaques épileptiformes successives, laissant à leur suite une hémiplégie plus ou moins complète, des mouvements athétosiques ou choréiques dans les membres frappés de paralysie. Il s'agit, en somme, d'une sorte d'hémichorée posthémiplégique, mais dont la pathogénie présente des caractères particuliers.

L'aspect clinique de ces mouvements choréiques peut se ramener à un type assez uniforme. C'est souvent immédiatement après l'accès qu'ils apparaissent, rarement plusieurs jours après. Ils sont surtout localisés à la main et à l'avantbras, au pied et à la jambe. Le bras et la cuisse sont, en général, dans un repos relatif. Les muscles de la face sont le plus souvent épargnés. Ils revêtent quelquefois les caractères d'une hémichorée ou d'une hémiathétose typiques ; ou bien ils ont un aspect intermédiaire. Ce qui paraît plus fréquent, c'est cependant le mouvement athétosique. Car beaucoup d'auteurs insistent sur la persistance de mouvements analogues chez le même malade. Ainsi, lorsqu'il s'agit d'un mouvement de flexion ou d'extension de la main sur l'avantbras, on le voit se reproduire avec le même rythme. Dans certains cas, cependant, ce sont bien de vrais mouvements choréiques. La volonté est sans influence sur leur production ; le sommeil peut les faire cesser, mais il n'y a là rien de constant.

Tels sont les symptômes présentés à peu près par tous les

malades dont Sage reproduit les observations. L'aspect clinique est encore bien comparable dans les cas de Mongin. Cependant ceux-ci présentent un intérêt plus grand pour nous, parce qu'ils sont accompagnés le plus souvent d'autopsie. Ainsi, dans l'observation I, on trouve seulement deux petits foyers de ramollissement au niveau de la frontale ascendante gauche, dans la région répondant aux mouvements de la face et des membres. Dans l'observation II, il s'agit d'une hémichorée droite consécutive à des attaques apoplectiques; à l'autopsie on trouve : une congestion intense des méninges, et même trois taches hémorragiques, deux sur l'hémisphère gauche et une sur l'hémisphère droit, cette dernière au niveau de la pariétale ascendante. La même vascularisation anormale est signalée dans l'observation III ; il existe encore des taches hémorragiques interstitielles de la pie-mère, au niveau de la pariétale ascendante droite, à sa partie supérieure. Dans le cas de l'observation V, pas de lésions hémorragiques, mais dilatation vasculaire très nette, les vaisseaux se présentant comme des points rouges. L'observation VI est intéressante par ce fait que les mouvements sont généralisés, mais l'autopsie n'a pas été faite. Enfin, dans l'observation VII, les mouvements siègent à la face et au membre supérieur gauche et on signale encore une suffusion hémorragique sur la circonvolution pariétale ascendante droite.

Meyer décrit les mouvements choréiques comme apparaissant aux stades terminaux de la maladie et se compliquant souvent de contractions des extrémités. Mendel les rencontre surtout après les crises épileptiformes. Alzheimer, dans un travail plus récent, en cite aussi des cas. Enfin Euzière en a communiqué aussi un cas à la Société des Sciences médicales de Montpellier, en 1909. Il s'agit d'une hémichorée et d'une hémiathétose survenus chez un paralytique général à la suite d'un ictus apoplectique.

Il nous paraît inutile de multiplier les cas. On peut voir par les exemples que nous avons donnés que le syndrome se présente avec des caractères assez constants et tels que nous les avons résumés. Cette fixité suffisante de son aspect clinique nous invite à nous demander s'il est susceptible d'une explication anatomique précise et applicable dans tous les cas.

Tout d'abord il apparaît assez nettement que le syndrome est bien d'origine corticale. Dans toutes les autopsies on trouve, évidemment, nous avons cru inutile de le signaler chaque fois, les lésions banales de la paralysie générale. Or, si ces lésions consistent dans une atrophie générale de l'encéphale, les altérations méningo-corticales sont toujours manifestement prédominantes : épaississement, opacité, adhérences anormales des méninges, atrophie des circonvolutions. Dans certains cas, les auteurs signalent même que les autres parties du cerveau peuvent être considérées comme normales.

Mais il y a plus. Les mouvements choréiques surviennent seulement à l'occasion d'un accident qui vient modifier la progression normale de la maladie : crises épileptiformes, ictus apoplectiques. Il y a donc sans doute, en plus des lésions communes, un trouble quelconque au niveau de la corticalité, survenant brusquement et venant ajouter ses effets à ceux que produit la sclérose en voie d'évolution. Les autopsies fournissent souvent peu d'indications à ce sujet. Sur les huit observations de Sage, dans une seule, celle empruntée à Ewald, on signale un léger foyer de ramollissement et une pachyméningite hémorragique limitée aux parties antérieure et moyenne. Dans les autres cas, on ne trouve rien qui puisse expliquer les manifestations motrices récentes. Mongin rapporte au contraire quelques cas plus intéressants à ce point de vue. Dans au moins trois des observations qu'il publie on voit, notées à l'autopsie, des lésions hémorragiques très nettes cortico-méningées. Elles consistent en des suffusions

sanguines interstitielles dans la pie-mère. Dans un cas, la
substance corticale paraît elle-même imprégnée par le liquide
exsudé. Et, fait intéressant, ces exsudats sanguins siègent de
préférence au niveau des circonvolutions motrices et sur l'hémisphère opposé au côté atteint de mouvements choréiques.

Mais, en somme, les altérations bien spéciales et localisées
sont exceptionnelles Dans la majorité des cas on ne trouve
que les lésions ordinaires de la paralysie générale. Cependant, ces crises épileptiformes, ces ictus apoplectiques, ces
mouvements choréiques ont certainement une raison anatomique. Mais cette cause déterminante est, sans doute, une
perturbation passagère dont la fugacité explique bien pourquoi paralysies et mouvements choréiques sont en général
purement transitoires. Il s'agit, en effet, de simples troubles
circulatoires, de poussées congestives qui, joignant leurs effets
aux lésions chroniques ordinaires de la paralysie générale,
viennent irriter les éléments cellulaires des centres moteurs
et déterminer l'apparition des mouvements choréiques. Cette
congestion cortico-méningée ne peut être vérifiée directement
que lorsque le sujet succombe au cours d'un ictus. Cependant, dans certains cas, il est possible de la saisir en quelque
sorte sur le fait. Comme toutes les inflammations, même légères,
des méninges, elle doit s'accompagner de l'apparition d'éléments cellulaires dans le liquide céphalo-rachidien. En effet,
une leucocytose notable dans le liquide céphalo-rachidien est
à peu près constante au cours de la paralysie générale. Elle
traduit évidemment la méningite chronique. Mais cette leucocytose subit une augmentation manifeste au cours des ictus
ou des crises épileptiformes. Ce fait a été annoncé par Widal
et Lemierre, Marie et Duflot, et Joffroy. Ce dernier a signalé
l'apparition des polynucléaires dans le liquide céphalo-rachidien au cours de ces poussées aiguës de la maladie.

Troisième Groupe

« Plus particuliers sont les cas qu'il faut ranger dans le
dernier groupe, où la chorée n'est plus un accident ni un
épisode de la paralysie générale, mais un véritable symptôme.
Les mouvements choréiques apparaissent alors peu après ou
en même temps que les troubles psychiques, ils persistent
pendant toute la durée de la maladie et lui donnent une allure
toute spéciale » (Euzière et Pezet). Il s'agit là de faits exceptionnels. L'observation de Golgi, rapportée dans la thèse de
Sage, semble devoir être rattachée à ce groupe.

Un homme de 42 ans présentait depuis dix ans des mouvements choréiques désordonnés et des troubles graves de
l'intelligence. Au début, la chorée avait été intermittente et
s'était accompagnée d'excitation maniaque. Quelques années
plus tard, les mouvements deviennent continus et envahis-
sent tous les muscles de la vie de relation ; en même temps
perte de la mémoire, affaiblissement des facultés intellectuelles. A l'autopsie, on trouve de l'épaississement des méninges, de l'atrophie des circonvolutions, surtout frontales ;
flots gris gélatineux dans les corps opto-striés. Atrophie,
dégénérescence, pigmentation des cellules des circonvolutions
frontales et des corps opto-striés. Au cervelet dégénérescence
des cellules de Purkinje, au niveau de la moelle sclérose des
cordons latéraux et de Goll.

Vigouroux a communiqué au Congrès de Nantes, en 1909,
l'observation d'un paralytique général chez lequel la chorée
a évolué progressivement en même temps que les troubles

de l'intelligence et du caractère, pour disparaître presque entièrement quand la démence globale fut établie.

Drœseke, dans un travail consacré à des faits de ce genre, rapporte aussi des observations nouvelles. L'observation suivante, publiée par Euzière, est aussi un type du genre.

OBSERVATION
(Résumée)

Mlle Ch..., 23 ans, entre dans le service du professeur Mairet, à l'Asile de Montpellier, le 19 mars 1908. Elle avait été traitée à l'hôpital de Béziers, où elle était entrée le 4 octobre 1907, pour chorée hystérique. A ce moment, rémission des symptômes choréiques, sauf que la langue continue à traîner manifestement. Le 12 mars 1908, crise d'hystéro-épilepsie, durant quatre heures, et suivie d'un coma prolongé. Consécutivement augmentation des mouvements choréiques, avec agitation intense, et la malade est envoyée à l'Asile. A son entrée, la malade est dans un état d'instabilité motrice continue ; les mains, les membres inférieurs, la face, le tronc même sont animés de mouvements tout à fait comparables à ceux de la chorée de Sydenham. Parole lente, embrouillée, voix traînante et faible. Parésie très nette des quatre membres. Ecriture tremblée. Pupilles égales, réagissant mal. Idées vagues de persécution ou de grandeur. Le 31 mars, à quatre heures du matin, ictus apoplectique et coma. Température à 40°. Mort à quatre heures du soir.

A l'autopsie, méningo-encéphalite très nette. Dure-mère épaissie, congestionnée, mais non adhérente. La pie-mère présentait aussi une augmentation d'épaisseur, avec, en plus, une suffusion sanguine généralisée. Elle était adhérente au niveau des lobes frontaux, surtout à la portion antérieure des première et deuxième frontales. Le décollement produit des ulcérations irrégulières au niveau de l'écorce cérébrale de cette région. La substance grise présente un piqueté hémorragique généralisé. Ce sont de petites hémorragies punctifor-

mes très fréquentes à la suite des ictus apoplectiques de la paralysie
générale progressive. Pas de granulation au niveau des ventricules.
Le cerveau est atrophié et ne pèse que 970 grammes.

Nous joignons à ces faits une observation publiée par
J. Lépine, Giraud et J. Rebattu dans la *Revue de Médecine*
(10 novembre 1910). Bien qu'il ne s'agisse pas d'une paralysie générale, d'après les auteurs, nous croyons cependant
devoir rapprocher ce cas des précédents.

Il s'agit d'une femme de 49 ans, syphilitique depuis 15 ans. Trois
ans auparavant, à l'occasion d'une pneumonie, diminution des
facultés intellectuelles. En 1908, les symptômes s'aggravent, hallu-
cination, diminution de la mémoire. En juillet de la même année,
apparition de quelques mouvements involontaires du côté droit du
corps. Au début de septembre, exagération de l'agitation générale et
des mouvements involontaires. Le 27 octobre, les mouvements choréiques prédominent encore à droite, la face est grimaçante, la
parole normale. Les mouvements anormaux disparaissent pendant
le sommeil. Réflexe rotulien exagéré à gauche avec un peu de raideur de la jambe. Le mois suivant, les troubles intellectuels et
moteurs s'aggravent. Le 6 décembre, apparition de la fièvre (39° le
soir). Le 9, disparition des mouvements choréiques et mort le 10,
sans ictus, ni convulsions.

A l'autopsie: Encéphale légèrement congestionné. Méninges molles,
un peu épaissies et troubles. L'examen histologique montre: méningo-encéphalite banale, intense et généralisée. Les méninges et les
gaines vasculaires, ainsi que les parois de celles-ci, sont bourrées de
petites cellules inflammatoires qui, dans la substance grise, vont
cerner chaque cellule nerveuse et comme l'étouffer. Lésions surtout
intenses dans les noyaux gris centraux. Dans le cervelet, destruction
d'un grand nombre de cellules de Purkinje. Lésions discrètes de la
protubérance. Au niveau du bulbe et de la moelle, infiltration cellulaire sans lésions importantes.

Cette observation doit être mise un peu à part. Mais celles
de Drœseke, celle d'Euzière, sont à peu près superposables.
« Il s'agit le plus souvent de sujets encore jeunes, dont la
méningo-encéphalite évolue rapidement et à l'autopsie desquels on rencontre toujours ces lésions intenses et ces suffusions hémorragiques que nous avons signalées dans notre
cas. Ces constatations sont le plus souvent si nettes, que
Drœseke n'hésite pas à faire rentrer ses observations dans la
forme hémorragique de la paralysie générale décrite par
Binswanger, c'est-à-dire dans une forme caractérisée par sa
rapidité d'évolution et la prépondérance symptomatique des
phénomènes d'excitation. En fait, il semble légitime de considérer les symptômes choréiques, constatés dans ces paralysies
générales, comme des signes d'une excitation corticale intense
dont l'origine anatomique est constituée par les suffusions
sanguines qui ont été constatées dans la plupart des cas. Les
mouvements choréiques généralisés et continus de cette forme
de paralysie générale ont donc la même pathogénie que les
mouvements choréiques consécutifs aux ictus ; dans les deux
cas il s'agit d'irritation corticale, liée dans un à un mouvement congestif passager et localisé, dans l'autre, à de la
congestion et à des suffusions hémorragiques plus étendues
et plus profondes, dont les effets sont, partant, plus persis-
tants » (Euzière et Pezet).

Nous arrivons donc encore aux mêmes conclusions. Dans les
deux derniers groupes de faits, on peut attribuer à une lésion
corticale l'origine des mouvements choréiques. Elles sont en
effet prédominantes ou même quelquefois les seules. Quelques
observations, comme celle de Golgi, sont peu concluantes,
il est vrai, étant donné la diffusion des lésions. Cependant il
reste assez d'exemples probants pour qu'il soit permis d'en tirer
des conclusions précises et de faire de la prédominance des
lésions méningo-corticales une règle à peu près générale.

« Une seconde règle, c'est qu'une lésion organique simple ne suffit pas à produire les mouvements choréiques. Il faut tantôt une prédisposition particulière du sujet, tantôt une irritation assez intense des cellules de la zone motrice. »

La prédisposition est évidente chez la malade de Brissaud et Gy. Nous avons suffisamment insisté sur ce sujet pour n'avoir pas à y revenir.

Quant au facteur anatomique, il nous semble résider dans une altération particulière du tissu nerveux. Au sujet des faits de notre second groupe, nous avons invoqué une congestion intense des régions méningo-corticales. Nous avons même souligné que, dans quelques cas, une suffusion sanguine méningée avait été notée (Mongin). Le caractère essentiel des lésions méningo-corticales dans les faits du troisième groupe, c'est encore la congestion et l'hémorragie. Dans le cas d'Euzière, en particulier, la pie-mère présente une suffusion sanguine généralisée et, au niveau de la substance grise, existe un piqueté hémorragique. Il s'agit donc ici d'altérations plus profondes, puisque le sang a fait irruption hors des vaisseaux, et il faut, sans doute, voir, dans ce caractère de gravité qu'ont revêtu les lésions, la cause même de la précocité et de la persistance des phénomènes choréiques. Au contraire, lorsqu'il s'agit de simples phénomènes vaso-moteurs, sans ruptures capillaires, on comprend très bien que les mouvements choréiques, tout comme la vaso-dilatation, soient un simple accident au cours de l'évolution de la maladie.

CHAPITRE III

___

CHORÉE CHRONIQUE ET LÉSIONS MÉNINGO-CORTICALES

Une question se pose maintenant tout naturellement à l'esprit. Est-ce que ces lésions méningo-corticales, que nous venons de reconnaître aptes à créer des mouvements choréiques, ne joueraient point un rôle dans la pathogénie des diverses chorées essentielles ? Ces lésions ne peuvent-elles, dans des conditions déterminées, donner naissance à un syndrome choréique qui apparaît alors, non comme symptôme surajouté à ceux d'une autre maladie, mais comme une véritable entité morbide ?

Il ne saurait nous venir à l'idée de passer en revue les divers types de chorée chronique. On en a, d'ailleurs, multiplié les genres comme à plaisir ; mais chacune de ces pseudo-entités cliniques ne se distingue des autres que par des caractères secondaires. Aussi, aujourd'hui, on tend à distinguer non des chorées, mais des syndromes choréiques.

4

S'il est utile de conserver entre ces divers syndromes quelques divisions, justifiées par des caractères cliniques de valeur indiscutable, on reconnaît qu'il existe des types de transition qui démontrent l'inanité de toute séparation absolue. Ainsi, les chorées de Sydenham passées à l'état chronique, cette variété clinique que Henri Claude vient de décrire sous le nom de chorées persistantes, sont un exemple de ces cas qui contribuent à combler les distances entre deux groupes considérés autrefois comme à peu près étrangers.

Les chorées chroniques sont divisées par Sainton en quatre variétés :

1° La chorée héréditaire d'Huntington ;

2° La chorée chronique sans hérédité ;

3° La chorée de Sydenham passée à l'état chronique ;

4° La chorée variable des dégénérés, de Brissaud.

Nous aurons plus loin l'occasion de dire quelques mots de la chorée persistante. Dans le présent chapitre nous ne nous occuperons que de la chorée de Huntington. D'ailleurs, d'après Sainton, « il n'y a aucune différence, au point de vue de l'anatomie pathologique, entre les cas héréditaires et ceux auxquels on a donné l'étiquette de chorée chronique progressive ; toute tentative de dissociation de ce genre nous semble donc superflue et d'autant plus inutile qu'elle ne correspondrait pas à une différenciation clinique que nous avons déclarée impossible ».

La chorée de Huntington a été décrite en 1872 par le médecin de ce nom. Elle avait été entrevue par Stiebel, en 1837, puis par Waters, Gormann, Lyon. Mais c'est Huntington qui en fit un tableau à peu près définitif et en dégagea nettement le caractère héréditaire. Signalons, depuis, la thèse de Huet (1889), faite sous l'inspiration de Charcot et dans laquelle l'auteur assimile la chorée de Huntington à la chorée chronique et à la chorée de Sydenham. Citons, en outre, les tra-

vaux anatomo-pathologiques plus importants, en ce qui nous
concerne, et sur lesquels nous allons revenir : les principaux
sont dus à Golgi, Greppin, Kronthal et Kalischer, Lannois
et ses élèves, Katwinckel, Keraval et Raviart, Ladame.

Ces auteurs sont arrivés à des conclusions assez variables,
mais suffisamment précises cependant. Il est vrai qu'elles
n'ont pas convaincu tout le monde. Déjerine, après avoir
fait remarquer que dans beaucoup de cas on n'a trouvé
aucune lésion, considère que les altérations, lorsqu'elles
existent, sont toujours banales. « Pas plus a ns la chorée
chronique que dans la chorée de Sydenham, dit-il, il n'existe
de lésion nette et toujours la même. Les altérations que l'on
a relevées dans un certain nombre d'autopsies sont d'ordre
banal. Mais très souvent aussi l'autopsie n'a relevé aucune
lésion que puissent révéler les méthodes d'examen actuelle-
ment connues. »

Nous ne voulons pas nier qu'il existe des cas peu con-
cluants. Mais on peut réunir un nombre suffisant d'observations où les constatations anatomo-pathologiques nous
paraissent assez précises pour qu'on puisse désigner, avec
quelque vraisemblance, les lésions qui ont une influence prédominante dans la production du syndrome clinique. Ce sont
ces quelques observations que, toujours fidèle à notre méthode, nous allons brièvement résumer.

Klebs, à l'autopsie d'une aliénée atteinte de chorée chronique, trouve les lésions suivantes : pachy-méningite hémorragique étendue, avec atrophie du cerveau ; petits foyers de
néo-formation cellulaires, constitués par des amas de trois ou
quatre grosses cellules et de nombreuses petites à gros noyau ;
petites thromboses dans les vaisseaux de la substance
blanche.

Greppin, chez un homme de 55 ans, choréique depuis
4 ans, mort avec des phénomènes de mélancolie dépressive,

constate microscopiquement : nombreux petits foyers constitués par des cellules qui se caractérisaient par un protoplasma
peu développé et un noyau à gros nucléolo granuleux. On les
trouvait surtout dans la substance blanche des circonvolutions
frontales, centrales, temporales et occipitales inférieures,
dans l'écorce de ces circonvolutions, de l'insula et du lobe
paracentral, dans la substance blanche du cervelet. Ils étaient
moins nombreux dans les ganglions de la base, le pont et la
moelle allongée. Ces cellules occupaient de préférence les
espaces péricellulaires et périvasculaires.

G. Cirincione et G. Mirto trouvent de l'atrophie de la substance grise des circonvolutions avec méningite et foyers de
nature nécrobiotique. Dégénération des cordons postérieurs
cérébelleux directs de la moelle.

Dana observa un malade de 18 ans atteint de chorée depuis
l'âge de 6 ans, puis, à partir de 12 ans, d'attaques épileptiformes nocturnes. Il trouva : leptoméningite chronique légère;
dilatation diffuse et varicosités des artérioles. Ectasie des
espaces lymphatiques périvasculaires. Maximum des lésions
à la surface inférieure des lobes temporaux, au niveau de la
capsule interne des corps striés et de la couche optique.
Leptoméningite médullaire.

Oppenheim et Hoppe, chez une femme de 56 ans, choréique depuis l'âge de 33 ans, constatent : encéphalite corticale
et sous-corticale miliaire disséminée, intéressant principalement la zone motrice, terminée par la sclérose et entraînant à
sa suite l'atrophie des circonvolutions. Altération des cordons
antéro-latéraux de la moelle, dégénération des nerfs périphériques.

Greffin trouve chez un dément de 56 ans, choréique depuis
l'âge de 5 ans : pachyméningite et leptoméningite. Circonvolutions cérébrales légèrement atrophiées ; artères de la base
légèrement athéromateuses. Histologiquement, nombreux

foy   formés par des éléments cellulaires et disséminés à
trav. ᴐ tout le cerveau dans les espaces périvasculaires.
Épaississement des parois des vaisseaux par place, multiplication des noyaux dans la tunique adventice et dans la tunique
interne. Les cellules ganglionnaires de l'écorce étaient atrophiées. Les fibres à gaine de myéline présentaient un com-
mencement de dégénérescence.

Lannois et Paviot ont observé deux cas datant, l'un de
de cinq ans et demi, l'autre de vingt ans. Il existait un épanchement dans les méninges ; pachyméningite et hématomes
récents. Atrophie cérébrale. Microscopiquement, infiltration
de petites cellules rondes, presque uniquement constituées
par un noyau volumineux qui atteint tout son développement
dans la zone des grandes cellules pyramidales. Ces cellules se
rencontrent également dans la substance blanche sous-jacente.
Elles sont pour la plupart disposées, au nombre de trois à six,
autour de la cellule pyramidale, dont elles ont envahi la gaine
lymphatique, ou autour des vaisseaux, soit dans, soit autour de
la gaine périvasculaires. La moelle paraît légèrement atteinte
dans les faisceaux descendants, la région antéro-latérale et le
faisceau cérébelleux direct.

Facklam observe un homme de 48 ans, mort après huit ans
de maladie. Lepto et pachyméningite ; hydropisie ventriculaire et œdème méningé ; atrophie et œdème cérébral. Les
lésions les plus notables sont les lésions vasculaires, consistant en une prolifération de l'adventice et un élargissement
énorme des gaines vasculaires qui contiennent des débris
d'origine hémorragique. Les lésions vasculaires sont au maximum dans l'écorce et la région sous-corticale. Les cellules
cérébrales sont réduites de nombre. Les ganglions de la base
ne présentent que de faibles lésions vasculaires sans hémorragie. Dans la moelle les lésions vasculaires sont moins

accentuées que dans le cerveau; cependant on trouve un foyer ancien assez volumineux.

Chez une femme de 60 ans, morte après 20 ans de maladie, Kronthal et Kalischer trouvent : dure-mère adhérente au crâne. La pie-mère était un peu trouble, peu épaissie, quoiqu'elle présentât, en différents endroits, des amas de noyaux et des adhérences à la substance cérébrale. Les circonvolutions étaient atrophiées, surtout les circonvolutions frontales et centrales. Le microscope montrait une abondance considérable de noyaux dans toutes les couches de l'écorce cérébrale, de petits foyers de ramollissements et des vaisseaux oblitérés disséminés dans l'écorce et les ganglions centraux. Moelle : épaississement des méninges ; endartérite de l'artère spinale antérieure. Atrophie des cornes antérieures et de la colonne de Clarke. Dégénérescence des cordons antérieurs et de la partie interne des cordons de Goll.

L'observation de Kéraval et Raviart concerne un homme de 43 ans, choréique depuis l'âge de 38 ans et atteint de démence. Altération des cellules pyramidales et des petites cellules de l'écorce, allant de la raréfaction protoplasmique périnucléaire jusqu'à la désintégration presque complète des corps cellulaires. Infiltration interstitielle et péricellulaire de petites cellules rondes à gros noyau, à protoplasma souvent imperceptible, dans tout le cortex et principalement au niveau des circonvolutions ascendantes droites. Dans la moelle, même infiltration cellulaire, surtout des colonnes de Clarke.

Veidenhammer trouve de l'atrophie du cerveau et du cervelet. Léger épaississement de la pie-mère, sur la surface supérieure du cerveau ; légère diminution de l'épaisseur de l'écorce, particulièrement dans les circonvolutions frontales et centrales. Infiltration de la pie-mère par des leucocytes. Endo-périartérite des vaisseaux de l'écorce et de la substance blanche, oblitération des capillaires de l'écorce, petites hémorragies

diffuses ; dans les cellules ganglionnaires, chromatolyse
centrale, diminution de volume des noyaux, état granuleux,
et présence de pigment autour du noyau. Dans les noyaux
lenticulaires, petites hémorragies diffuses et périartérite des
vaisseaux, atrophie de la moelle et périartérite. Mais les cellules sont moins lésées.

Gilbert Ballet et Laignel-Lavastine ont communiqué au
Congrès de Nantes l'observation d'une femme de 58 ans, choréique depuis 25 ans, morte de broncho-pneumonie et à l'autopsie de laquelle on trouva une méningo-encéphalo-myélite
diffuse subaiguë très marquée. Au niveau du cerveau, elle
est caractérisée par une grosse infiltration lymphocytaire de
la face profonde de la méninge molle, qui se continue, sans
ligne de démarcation, avec l'infiltration lymphocytaire abondante des gaines périvasculaires de His. Cette infiltration
périvasculaire se poursuit jusqu'au niveau des capillaires.

A ce processus conjonctivo-vasculaire se joignent la chromatolyse plus ou moins intense, selon les régions, des cellules pyramidales, dont les géantes sont souvent pigmentées,
la disparition du plexus d'Exner, la diminution des fibres
tangentielles et la raréfaction des fibres de la couronne rayon-
nante avec taches de démyélinisation autour des vaisseaux.
Au cervelet altérations de même ordre, mais moins intenses,
de même au bulbe. Méninges spinales peu touchées et seulement à leur partie postérieure ; une légère infiltration autour
des vaisseaux corticaux. Cellules radiculaires antérieures un
peu pigmentées et en chromatolyse ; dégénérescence graisseuse presque totale et complète des cellules de la colonne de
Clarke atteintes en même temps de chromatolyse. Ganglions
spinaux à peu près indemnes.

Boinet et Olmer trouvent un léger exsudat à la surface des
circonvolutions et, à l'examen histologique, une légère chromatolyse, infiltration des couches des circonvolutions rolan-

diques par des cellules rondes que les auteurs pensent être de nature névroglique.

Des autopsies intéressantes ont été aussi publiées par Huber, Macleod, Maclaren, Vurpas, Besta, Stier, Buck. On peut, en rapprochant tous ces faits, tracer un tableau d'ensemble des lésions anatomiques dans la chorée de Huntington.

Ce tableau a été dressé par Sainton, et c'est lui que nous prenons pour guide dans l'exposé qui va suivre. Comme on a déjà pu le constater à la lecture des observations que nous avons brièvement résumées, les lésions ne sont presque jamais limitées, nous ne dirons pas à la région corticale, mais même à l'encéphale. Non seulement les noyaux gris centraux sont fréquemment intéressés, mais le mésencéphale, le bulbe, la moelle, les nerfs périphériques eux-mêmes sont assez souvent le siège d'altérations anatomiques importantes. Cependant, les lésions méningo-corticales se présentent avec un tel caractère de constance, elles paraissent si nettement l'emporter sur toutes les autres, qu'on ne peut s'empêcher de se demander si elles ne tiennent pas pour une grande part les manifestations cliniques sous leur dépendance.

Les méninges sont, en effet, presque toujours épaissies. La pachyméningite est signalée dans les observations de Klebs, d'Oppenheim et Hoppe, de Greffin, Facklam, Lannois et Paviot, Kronthal et Kalischer. Cette pachyméningite a pu donner lieu à un épanchement sanguin sous-dure-mérien plus ou moins considérable. Il s'agit dans quelques cas de véritables hématomes, ou bien c'est une exsudation sanguine non limitée.

La lepto-méningite est aussi de constatation courante. Mirto et Cirinciome, Dana, Greffin, Facklam, Kronthal et Kalischer, Veidenhammer la signalent. La pie-mère est épaissie, un peu trouble et adhérente à l'écorce dans les cas de Kronthal et Kalischer et de Buck. Dans un cas de Lannois et Paviot, il y avait une tumeur fibreuse, siégeant au-dessous du pli courbe et assez volumineuse pour s'être creusé une dépression dans l'écorce. Histologiquement, ces alté-rations méningées se traduisent par une vascularisation anor-male et par une infiltration abondante de cellules rondes, lorsqu'il s'agit de lésions commençantes, par de la sclérose lorsque l'évolution a eu le temps de se faire.

Les hémisphères cérébraux sont quelquefois œdématiés, diminués de poids, mais ce qui frappe surtout c'est l'atrophie des circonvolutions. Le simple examen macroscopique per-met encore de constater de petites hémorragies, des foyers de ramollissement, soit dans l'écorce, soit dans les noyaux gris centraux, de l'hydropisie ventriculaire (Facklam).

Mais les constatations histologiques sont particulièrement intéressantes. Toutes les parties constituantes de l'écorce cérébrale peuvent être touchées. Les fibres tengentielles et les fibres supraradiées sont diminuées, comme dans la paralysie générale et la démence sénile. Les cellules corti-cales sont rarement intactes. Elles peuvent être plus ou moins gravement atteintes.

Les plus touchées sont les cellules pyramidales des deuxième et troisième couches. « Les altérations sont de deux ordres : il y a 'atrophie numérique d'abord, il y a ensuite dégénérescence. Parfois la désintégration est si profonde, que, comme dans le cas de Stier, les cellules disparaissent presque complètement ; elles sont réduites à un protoplasma homogène, à corps cellulaire mal délimité ; les dénarites disparaissent. Il y a achromatose complète, avec désagrégation et dégénérescence pigmentaire. Dans d'autres cas, les lésions chromolytiques sont moins accentuées. Les cellules pyramidales ont changé de forme, elles sont étoilées, creusées de dépressions sur leurs trois faces, leurs bras sont grêles, tortueux, elles sont chargées de pigment ; ce qui est en rapport avec l'âge du malade. Le noyau est souvent entouré d'une zone claire ; il est gonflé dans les cellules les moins atteintes ; sa chromatine se réduit en boule et se fond de manière à devenir parfois poussiéreuse. Parfois, il est excentrique. Dans certaines cellules le nucléole devient périphérique. Ce nucléole lui-même est le siège d'altérations profondes, il se vacuolise, se fragmente et se fond. Par la méthode de Ramon y Cajal, de Buck a trouvé des lésions considérables des fibrilles intra-cellulaires qui, dit-il, peuvent aller de la rupture en fragments plus ou moins longs, jusqu'à la désagrégation moléculaire et la disparition des fibrilles » (Sainton). Dans certains cas, il y a seulement chromatolyse autour du noyau.

La névroglie est presque constamment en prolifération très intense. En outre, apparaissent des éléments particuliers, signalés à peu près par tous les observateurs ; ce sont de petites cellules rondes, à protoplasma très peu abondant, presque réduites à leur noyau ; ce sont les grains bleus décrits par Lannois et Paviot, qui ont voulu en faire un signe pathognomonique de la chorée chronique. Ces cellules sont, pour la plupart, disposées au nombre de trois à six autour des cellules pyramidales qu'elles dépriment quelquefois. Quant à leur nature, elle est discutée : d'origine névroglique, pour les uns, ces cellules seraient, pour les autres, des leucocytes ; pour certains ce seraient simplement les cellules satellites accompagnant normalement les cellules pyramidales moyennes et grandes. Signalons aussi les noyaux allongés vus par de Buck au milieu de la névroglie qui seraient les Stäbchen zellen de Nissl, rencontrés en abondance dans le cerveau des paralytiques généraux.

Nous insistons sur les lésions vasculaires qui sont très fréquentes et auxquelles nous croyons devoir accorder une importance considérable. Ces lésions consistent dans la dilatation des vaisseaux, avec amas de cellules dans la gaine périvasculaire (Greppin, Greffin, Lannois et Paviot, Facklam, Vurpas, Stier). Quelquefois les altérations des vaisseaux sont encore plus importantes. Facklam note de la prolifération de l'adventice, avec débris hémorragiques dans la gaine vasculaire, Kronthal et Kalischer trouvent des capillaires oblitérés, Greffin, de l'épaississement de la paroi des vaisseaux, de la multiplication des noyaux dans la tunique adventice et dans la tunique interne. Enfin, Veidenhammer signale une endo-péri-artérite des vaisseaux de l'écorce et de la substance blanche, une oblitération des capillaires de l'écorce. Pour Lannois et Paviot ces lésions des vaisseaux n'ont aucune relation directe avec le syndrome choréique. Nous croyons, au contraire, à leur importance à ce point de vue, étant donné la prédominance des troubles vasculaires, comme nous l'avons fait remarquer, dans les paralysies générales s'accompagnant de mouvements choréiques.

Il est donc incontestable que l'écorce est très sérieusement intéressée ; mais les autres parties du cerveau, la moelle, présentent aussi des lésions.

Les petites cellules rondes, ou grains bleus, sont signalées dans les noyaux gris centraux ; on note de petits foyers de ramollissement (Kronthal et Kalischer), de la chromatolyse cellulaire, quelques atérations vasculaires ; parfois les noyaux opto-striés sont à peu près sains. Souvent, lorsque les lésions existent, elles sont moins intenses que dans l'écorce. Ainsi Facklam remarque de faibles lésions vasculaires au niveau des ganglions de la base, alors que les lésions corticales sont intenses. Remarques analogues de Greppin, Kéraval et Raviart. Cependant Dana trouve le maximum des lésions au niveau de la capsule interne et des noyaux voisins.

L'atrophie du cervelet accompagne quelquefois celle du cerveau. Les cellules de Purkinje peuvent être dégénérées.

Le bulbe et la protubérance sont souvent intacts. Greffin
signale, à leur niveau, quelques petits foyers de cellules
rondes.

La lepto-méningite médullaire est assez fréquente. Les
cellules des cornes antérieures peuvent être atteintes de dégénérescence (Kronthal et Kalischer, Keraval et Raviart, Veidenhammer). La colonne de Clarke est souvent intéressée
(Kronthal et Kalischer, Keraval et Raviart, G. Ballet et
Laignel-Lavastine). Il s'agit d'une dégénérescence des cellules ou d'une infiltration névroglique. Tous les cordons peuvent présenter un certain degré de dégénérescence. Dans le
cas de Cirincione et Mirto, il s'agit surtout des cordons postérieurs, des cordons antéro-latéraux, dans celui de Oppenheim et Hoppe et de Lannois et Paviot. Les ganglions
rachidiens étaient enflammés dans le cas de Vurpas, les cellules en dégénérescence légère.

Greffin signale la dégénération des nerfs périphériques et
Veidenhammer la prolifération du tissu conjonctif à leur
niveau.

Pour conclure, nous dirons avec Sainton, qu'on constate
dans la chorée chronique progressive :

« 1° Des lésions macroscopiques consistant en inflammation des méninges cerébrales (pachy et leptoméningite avec
ou sans hématomes de la dure-mère), en une atrophie considérable des circonvolutions, en la présence inconstante de
foyers d'hémorragies ou de ramollissement dans la substance
sous corticale ou dans les noyaux centraux.

2° Des lésions microscopiques : lésions de dégénérescence
des cellules corticales, lésions d'inflammation interstitielle parfois considérable, lésions de sclérose vasculaire.

3° Des lésions variables de dégénérescence dans le cervelet et la moelle ;

4° La prédominance de tel ou tel processus (cellulaire, interstitiel ou vasculaire) varie suivant les observations. »

En somme il paraît bien s'agir là d'une méningo-encépha-lite diffuse. Dans quelques cas, cependant, la dégénérescence cellulaire est le fait prédominant et il n'y a pas d'inflamma-tion vraie. Pour certains la sclérose vasculaire serait primi-tive, les autres lésions seraient consécutives à un défaut de nutrition dû à cette lésion. Donc l'interprétation des consta-tations est difficile et il est malaisé de donner un type ana-tomo-pathologique pouvant dans ses grandes lignes être retrouvé dans toutes les observations. Nous retiendrons seu-lement ce fait : les lésions, quelles qu'elles soient, prédomi-nent nettement dans la région corticale ; elles sont en outre de nature à irriter fortement les cellules centrales motrices, puisque le tissu interstitiel est particulièrement intéressé, la dégénérescence primitive des cellules pyramidales étant exceptionnelle.

Est-ce que le syndrome clinique présente quelques carac-tères pouvant être invoqués pour confirmer en quelque manière ces conclusions de l'étude anatomo-pathologique ? La maladie offre-t-elle des symptômes dont l'origine méningo-corticale ne soit point douteuse ?

Le caractère essentiel de la chorée de Huntington est d'être une affection héréditaire. Il s'agit d'une hérédité similaire ; c'est-à-dire qu'un choréique a, dans ses ascendants, un cho-réique et il transmettra à son tour son affection à ses descen-dants. Cependant il n'y a là rien d'absolu. Au lieu de voir évo-luer chez ces descendants une chorée de Huntington on pourra observer chez certains d'entre eux une forme quelconque de dégénérescence mentale, ou l'épilepsie. Le choréique semble donc transmettre surtout à sa postérité des neurones centraux d'une particulière fragilité, ou atteints d'une « sénescence prématurée ». Par une sorte d'impulsion acquise, la dégénérescence précoce cellulaire donne naissance à la chorée de Huntington, mais quelquefois le type traditionnel est transformé et c'est la démence ou l'épilepsie qui font leur apparition. Or, l'origine corticale de ces deux dernières affections n'est pas contestée ; il nous semble que leur évolution, côte à côte avec la chorée, est une preuve de quelque valeur d'une origine semblable pour celle-ci.

En ce qui concerne l'épilepsie, non seulement on peut la voir évoluer dans une même famille en même temps que la chorée de Huntington, mais les deux affections coexistent quelquefois chez le même sujet. « Dans un cas de Jolly, épilepsie et chorée se développent concurremment à l'âge de 9 ans. Ravenna, Hoffmann, Remak, Diffendorf, Daddi notent cette coexistence et même s'aperçoivent que l'épilepsie précède l'apparition de la chorée » (Sainton). Nous trouvons une constatation analogue dans une observation de Dana. Dans quelques cas, l'influence réciproque des deux syndromes s'exerce avec évidence. La chorée subit des hausses périodiques dont chaque maxima coïncide avec l'éclosion d'un accès épileptique. Sitôt l'accès passé, les phénomènes choréiques s'atténuent ou même disparaissent quelque temps pour croître de nouveau jusqu'au prochain accès épileptique et ainsi de suite.

Les troubles mentaux sont aussi un des signes capitaux de la chorée de Huntington. Leur intensité est variable, mais ils ne font qu'exceptionnellement défaut. Le fait le plus constant est une irritabilité particulière ; « tous ces sujets sont excitables ; la moindre provocation est pour eux l'occasion de réactions violentes, menaces, gesticulations exagérées.» Le défaut d'attention est aussi un des caractères essentiels chez ces malades. Il s'agit encore d'une irritation légère des cellules corticales qui réagissent trop vivement aux excitations extérieures, tout comme cela se passe au début de la paralysie générale. Lorsque la simple irritation est remplacée par une destruction plus ou moins complète des neurones, alors apparaissent des troubles intellectuels plus graves ; perte de la mémoire, apathie, indolence, quelquefois il s'agit d'une véritable idiotie. Enfin la démence et le gâtisme sont les aboutissants inévitables de ces désordres. Cet état démentiel se développe quelquefois très tardivement ; d'autres fois, il est précoce et se complète avec une rapidité vertigineuse. Cette différence dans l'évolution des symptômes s'explique très bien par les particularités anatomiques que nous avons signalées. Suivant que les cellules corticales seront les premières atteintes ou que ce sera, au contraire, le tissu interstitiel, les facultés intellectuelles diminueront plus ou moins rapidement.

Il est donc manifeste que ces divers symptômes sont sous la dépendance des lésions corticales. En peut-on déduire que le syndrome choréique en son ensemble reconnaît constamment la même origine ? Nous ne le croyons pas. De ce qu'une affection présente plusieurs manifestations d'origine nettement corticale, il n'est pas permis d'en inférer qu'un autre symptôme de la même affection reconnaît à coup sûr la même origine. Les mouvements choréiques pourraient parfaitement traduire une lésion de quelque centre inférieur, coexistant avec les altérations corticales. La présence constante de lésions un peu dans toutes les régions du système nerveux central rend cette hypothèse très légitime.

Cependant, si nous ne pouvons rien affirmer, tout au moins est-il permis d'indiquer dans quel sens inclinent les probabilités. Et ici nous ne craignons pas de découvrir nos préférences. Il est incontestable que dans la chorée de Huntington les lésions sont à prédominance nettement méningo-corticale ; il est non moins incontestable que quelques symptômes fondamentaux de la maladie sont sous la dépendance de ces lésions corticales. D'autre part, nous avons montré qu'un syndrome choréique des plus nets peut se manifester au cours d'inflammations aiguës localisées au niveau des méninges et de l'écorce. Est-il donc prématuré d'émettre l'opinion que la chorée de Huntington peut être considérée, dans certains cas tout au moins, comme un syndrome dont le substratum anatomique est une méningo-encéphalite chronique ?

CHAPITRE IV

***

CHORÉE DE SYDENHAM MALADIE ORGANIQUE

C'est sous ce titre qu'André-Thomas résumait récemment les conclusions auxquelles il avait été amené par l'examen clinique approfondi de plusieurs cas de chorée qui présentaient des signes attribuables à une lésion du système nerveux central. Cet auteur précise même davantage et il dit nettement que la chorée de Sydenham « n'est pas une névrose, mais un syndrome relevant d'une encéphalite ou d'une méningo-encéphalite légère ». Henri Claude déclarait, à son tour, à la séance du 3 juin 1909 de la Société de Neurologie : « l'observation clinique comme les constatations anatomiques me portent à penser que la plupart des cas de chorée, revêtant l'aspect de la chorée de Sydenham, sont l'expression de lésions encéphalitiques ou méningo-encéphalitiques plus ou moins discrètes ».

Il est vrai de dire que l'idée de l'origine organique possible de la chorée de Sydenham n'est point absolument nouvelle. Parmi les multiples théories pathogéniques de la chorée

5

essentielle de l'enfance, beaucoup supposaient une lésion, si
légère fût-elle, du système nerveux central. Ainsi les parti-
sans de l'origine rhumatismale, ou infectieuse en général,
du syndrome, expliquaient, par une altération nerveuse de
degré variable, l'action de l'agent infectieux. Pour fournir
une preuve à l'appui de sa conviction, Cadet de Gassicourt
donne le résultat des examens macro et microscopiques des
centres nerveux d'un choréique . « Ces lésions nous paraissent, dit-il, devoir être rapportées à la violence du raptus
sanguin vers l'encéphale ; elles sont tout à fait comparables à
celles qui ont été décrites par Ollivier et Ranvier dans le rhumatisme cérébral ». Ces altérations des centres nerveux, en
rapport avec le rhumatisme, sont expliquées d'une autre manière dans ce qu'on appelle la théorie anglaise. Kirkes,
Jakson, Russel, Broadbent, Tukwel, rattachent les mouvements choréiques à la formation d'embolies capillaires dans
l'encéphale par de petits caillots fibrineux partis des végétations endo-carditiques.

Cependant, si on avait quelquefois constaté des lésions du
système nerveux central, on croyait plutôt à une influence
directe de la diathèse rhumatismale ou du processus infectieux sur les cellules nerveuses, prédisposées par l'hérédité
à une réaction spéciale, aboutissant à la production du syndrome choréique. De sorte, qu'au fond, la chorée conservait
la valeur d'une névrose. Seulement on reconnaissait qu'elle
pouvait se révéler à l'occasion d'une perturbation produite
dans l'économie par un agent infectieux, par une intoxication
externe ou une auto-intoxication. Telle est l'opinion de Joffroy, et Leroux dit en propres termes (*Presse Médicale*, 1896):
« La chorée est une névrose qui se développe sous l'influence
d'un agent infectieux ou toxique, sur un terrain préparé par
l'hérédité nerveuse ou arthritique et par l'évolution du système nerveux .»

Il n'y avait donc aucune tendance à incriminer plutôt une région qu'une autre du système nerveux, puisqu'on ne songeait nullement à une altération localisée et bien définie. Nous avons cependant mentionné les travaux de divers auteurs italiens, Massalongo, Murri, Patella, Mannini qui ont défendu l'origine corticale de la chorée. Mais la question est envisagée par eux d'un point de vue général, en quelque sorte physiologique. Même, lorsque la lésion est éloignée de l'écorce, ils soutiennent que celle-ci intervient cependant, car seule elle est capable de donner naissance à des mouvements possédant les caractères de ceux de la chorée.

On peut, par conséquent, dire que la tentative d'André-Thomas, pour faire de la chorée de Sydenham une affection à lésions localisées et bien définies, est en somme une véritable innovation. La participation de l'écorce dans la production du mouvement choréique était invoquée depuis longtemps. Ce qui est une innovation, c'est de donner comme base anatomique au syndrome une lésion bien définie : la méningo-encéphalite.

Il nous reste maintenant à nous demander sur quelles preuves on peut s'appuyer pour soutenir cette opinion. Ces preuves on peut les réunir en deux groupes : 1° Des preuves cliniques ; 2° Des preuves anatomo-pathologiques.

Les preuves cliniques se rattachent aux divers signes, constatés à l'examen des malades, qu'on sait devoir attribuer à une lésion bien définie du système nerveux central. Mais il est encore nécessaire d'établir une division entre ces signes cliniques. Les uns indiquent seulement une lésion organique, en particulier ils montrent que les voies motrices sont intéressées. Les autres tendent à faire admettre que le point où le faisceau pyramidal est atteint est précisément son origine, c'est-à-dire l'écorce motrice.

Les signes qui entrent dans le premier groupe ne peuvent

être découverts que par un examen attentif et on les retrou-
vera sans doute plus nombreux à mesure qu'on les recher-
chera davantage. Ce sont, en général, les mêmes que ceux
constatés dans les hémiplégies d'origine organique. Plusieurs
auteurs les avaient déjà signalés, en particulier Babinski,
Charpentier. Jumentié et Chenet, chez une enfant de 11 ans
prise depuis trois semaines de mouvements choréiques très
intenses, ont trouvé : de l'hypotonie musculaire, les réflexes
patellaires exagérés avec tendance à la trépidation épileptoïde, signe de Babinski nettement positif du côté droit, mouvements associés, trouble de la diadococinésie. André-Thomas
indique ainsi les signes qu'il a trouvés le plus fréquemment :

L'hypotonie est fréquente surtout aux membres supérieurs.
La main est ramenée facilement au contact de l'épaule ; le
coude, passé derrière la tête, se rapproche davantage de
l'attache du cou. Aux membres inférieurs, la cuisse étant
pliée à angle droit sur le tronc, le talon est plus facilement
ramené au contact de la fesse. Le tonus prédomine dans certains groupes musculaires, dans les muscles pronateurs au
membre supérieur : la pronation exagérée de la main se produit soit en faisant élever le bras, soit dans l'attitude du bras
ballant. Ces phénomènes ont été constatés par Babinski chez
les hémiplégiques.

Les syncinésies de diverses natures sont souvent notées.
Dans les cas d'hémichorée on constate un mouvement associé
de la main malade pendant l'occlusion énergique de la main
saine : l'inverse n'a pas lieu. Parfois élévation plus forte de
l'épaule homolatérale pendant l'occlusion énergique de la
main malade.

Troubles de la synergie et de la coordination. Décompo-
sition des mouvements : pour porter le doigt sur le bout du
nez, le malade exécute d'abord un mouvement d'adduction du
bras et de flexion du coude, puis un mouvement de flexion

du poignet. Il existe également de la dysmétrie, qui se reconnaît facilement à l'épreuve de la préhension de la main : pour prendre un verre, la main et les doigts se mettent d'abord en hyperextension ; pour le lâcher il en est de même, l'hyperextension est exagérée.

Troubles de la marche. Le bras malade ne se projette pas en avant en même temps que la jambe saine : l'inverse a lieu.

Troubles de la diadococinésie très fréquents.

Flexion combinée de la cuisse et du tronc. Ce phénomène a été étudié par Babinski. Si, le malade étant étendu sur son lit, on le fait asseoir, on voit, à mesure que le tronc se fléchit, la cuisse du côté malade se fléchir aussi sur le bassin.

Réflexes tendineux. Sur dix cas, André-Thomas les signale abolis une fois ; deux fois ils sont exagérés ; deux fois le réflexe patellaire est prolongé ; ce signe (décrit par Weill, de Lyon, et par Gordon, Peacock et Essner) consiste dans ce fait que la jambe reste un moment étendue avant de revenir à sa position primitive ; il y a donc une contraction tonique surajoutée. Oddo, dans des recherches très étendues, puisqu'elles portent sur 147 cas, a trouvé les réflexes normaux dans 14 cas seulement, et surtout dans des formes très légères. Le plus souvent il y a diminution ou suppression (116 sur 147) ; l'exagération est moins fréquente (38 cas).

Réflexes cutanés. Signe de Babinski positif dans 4 cas sur 10 observés par André-Thomas. Le signe d'Oppenheim existe une fois, chez un malade qui ne présentait pas le signe de Babinski ; il a été mentionné une fois par Charpentier, trois fois sur 23 cas par Hutinel et Babonneix. Dupuy, qui a étudié dans sa thèse 30 cas de chorée au point de vue des réflexes, donne les résultats suivants :

Réflexe rotulien normal 13 fois ; diminué 5 fois, augmenté 12 fois.

Signe de Babinski positif 2 fois.

Les troubles des réflexes oculaires méritent aussi d'être signalés. Rosenthal (1878) signale de la dilatation pupillaire, des deux côtés, qui n'est modifiée, ni par l'approche d'une source lumineuse, ni par l'introduction d'une électrode mince entre la sclérotique et la conjonctive. Hasse, Ziemsen signalent aussi des cas où la pupille est insensible à la lumière. Huet trouve de l'inégalité pupillaire, la pupille la plus large étant du côté où les mouvements sont le plus accentués. D'autres troubles pupillaires ont été aussi notés. Retard dans le réflexe lumineux (3 cas de Nicollet) ; retard dans le réflexe de l'accommodation (2 cas de Nicollet) ; contraction fugace des pupilles (Longmead) ; dilatation de l'une, resserrement de l'autre ; rapidité inégale dans la réaction, surtout quand il y a inégalité ; la plus dilatée est la plus lente à réagir (Longmead). On a aussi constaté des irrégularités de la pupille, l'excentricité ; des alternatives de contraction et de dilatation (hippus). Enfin l'abolition du réflexe conjonctival a été notée ; elle est due dans quelques cas à l'hystérie, mais dans d'autres, il n'y a aucun signe de cette névrose.

Les paralysies ont été depuis longtemps signalées au cours de la chorée. Bouteille de Manosque les cite et Todd décrit l'hémiplégie choréique qu'il compare à l'hémiplégie épileptique. Trousseau les note surtout dans les membres les plus touchés par la chorée et remarque qu'elles peuvent persister après la disparition de la chorée et même s'accompagner d'atrophie musculaire. Cadet de Gassicourt signale de l'hémiparésie. Bouchard relate deux cas : l'un d'hémiplégie, l'autre de paraplégie, suivis de guérison et sans aucun trouble sensitif. Chepwolnikoff publie en 1899 l'observation d'une petite fille atteinte de chorée molle avec aphasie et paralysie du voile du palais. Raymond, en 1905, publie un cas de chorée compliqué d'hémiplégie.

Les paralysies peuvent apparaître avant la chorée, au cours

de son évolution ou après celle-ci : Elles atteignent un seul membre, tout un côté du corps, ou les deux membres inférieurs. Elles sont complètes ou bien ce ne sont que des parésies. Les paraplégies ne s'accompagnent ni de troubles sphinctériens ni de troubles sensitifs. Ces diverses paralysies sont fréquentes. Elles guérissent en général toutes, mais peuvent persister longtemps. Leur pathogénie a donné lieu à des discussions nombreuses. Il est en effet intéressant de se demander qu'elle est leur origine véritable. Sans doute, pour certaines d'entre elles, la névrose est en cause. Mais il est possible d'en rattacher une partie à l'existence d'une altération anatomique centrale. Les lésions doivent être évidemment légères, puisque la guérison est la règle à peu près absolue; il s'agit peut-être seulement de troubles circulatoires. Mais on ne peut guère nier qu'elles puissent exister. Car l'absence de troubles sensitifs, l'existence de certaines modifications des réflexes, et des amyotrophies ne s'expliquent à la fois ni par une névrite périphérique, ni par la névrose.

Les amyotrophies méritent une mention spéciale. Elles indiquent bien une lésion réelle du système nerveux. Signalées par Ollivier (1889), dans ses leçons cliniques, elles ont été étudiées par Eichorst, Rondot, Raymond, Dauchez. Leur siège est variable comme celui des paralysies. Elles sont peu accentuées et ne s'accompagnent pas de contractions fibrillaires. Les mouvements choréiques persistent au niveau des muscles atrophiés: les réflexes sont normaux ou quelquefois diminués. Les troubles sensitifs font défaut ; les réactions électriques sont normales.

Ainsi, dans un assez grand nombre de cas, la chorée de Sydenham présente des signes assez nets de lésion organique. La plupart de ceux sur lesquels André-Thomas a fait porter ses investigations appartiennent à la symptomatologie de l'hémiplégie organique. D'autres, comme les paralysies, peuvent être de nature hystérique ; cependant ils se présentent dans la chorée avec des caractères qui permettent de les rattacher à une altération des centres nerveux. Enfin, les atrophies musculaires paraissent constituer la signature même de la lésion anatomique. Certainement il existe des atrophies réflexes, et Rondot a cherché précisément l'explication des amyotrophies de la chorée de Sydenham dans un réflexe parti d'arthropathies existant au niveau des membres. Mais cette théorie ne peut évidemment tout expliquer, puisque les arthrites sont loin d'être constantes au cours des cas de chorée de Sydenham accompagnée d'amyotrophies et il est trop aisé de prétendre que les arthropathies ne semblent être absentes dans certains cas, que parce qu'elles sont légères et passent inaperçues.

Un premier point paraît donc acquis : une affection, qui présente tous les symptômes sur lesquels nous venons d'insister, ne peut être qualifiée névrose pure. Mais peut-on aller plus loin et affirmer que les lésions consistent dans une méningo-encéphalite légère ?

Barjon a publié un cas qui semblerait au premier abord avoir la valeur d'une démonstration. Une jeune fille, au cours d'une chorée, présente à trois reprises différentes des accidents méningitiques : vomissements, perte de connaissance, strabisme, contractures intermittentes, fièvre. Mais étant donné que la même malade avait déjà, 8 ans avant, présenté de semblables accidents, on est en droit de soupçonner l'hystérie. Aussi ne donnerons-nous pas à ce cas la valeur d'une preuve. Il faut évidemment chercher des signes constants dans la chorée et pouvant faire penser à la méningo-encéphalite.

Mais, tout d'abord, certains des symptômes que nous avons signalés paraissent plutôt en désaccord avec une localisation des lésions au niveau des centres supérieurs. Ainsi les amyotrophies d'origine centrale sont ordinairement rattachées à quelque altération des cellules des cornes antérieures de la moelle. Charcot et Brissaud ont insisté sur cette propriété trophique des cellules radiculaires antérieures. Mais si c'est là un fait généralement admis, il existe cependant des observations qui indiquent la possibilité d'exceptions. Babinski (Société de Biologie, 1886) a publié un cas d'atrophie musculaire d'origine cérébrale chez un hémiplégique ; Patella (cité par Raymond) un cas de paralysie avec atrophie du membre supérieur gauche chez un sujet atteint d'une fracture du pariétal droit ; Quincke un cas d'hémiplégie gauche, avec atrophie, consécutive à une tumeur cérébrale et sans lésion dégénérative du faisceau pyramidal et des cornes antérieures. Des cas analogues ont été publiés par Barressy (1877), Senator (1879), Gleky (1875), Wagner (1887). La propriété trophique ne paraît donc pas être limitée aux cellules des cornes antérieures de la moelle, puisque des lésions de la zone rola lique, avant toute dégénérescence du faisceau pyramidal, peuvent amener de l'atrophie musculaire. La présence de celle-ci au cours de la chorée de Sydenham pourrait donc parfaitement s'expliquer par une inflammation, d'intensité variable, de la région sensitivo-motrice.

Divers arguments sont fournis par André-Thomas en faveur de son opinion. Les signes qu'il décrit prédominent le plus souvent dans un côté du corps, quelquefois au niveau d'un membre déterminé. Or, les mouvements choréiques sont, précisément, plus intenses en ces mêmes points. Ces particularités s'expliquent parfaitement si on admet des lésions encéphaliques ; car une prédominance de ces lésions sur un hémisphère rend bien compte de l'intensité particulière des mouvements choréiques dans le côté opposé du corps et de la présence des autres signes cliniques dans ce même côté.

L'existence, à peu près constante, de petits troubles de l'état mental est encore un argument à ne pas négliger.

Chacun sait combien les choréiques sont d'un caractère
bizarre et facilement irritable; la mémoire est diminuée, les
idées sont changeantes, le sujet est incapable de fixer son
attention. Quelquefois les troubles aboutissent à un véritable
délire maniaque qui se termine par la mort, au milieu d'une
agitation intense, ou laisse, à sa suite, des troubles intellectuels de durée variable. Il est bien permis de voir dans ces
symptômes l'expression d'une irritation corticale dont la
cause serait une légère inflammation méningo-encéphalique.

Un autre fait montre bien que cette inflammation méningée n'est point un mythe : c'est l'existence plusieurs fois
constatée d'une lymphocytose dans le liquide céphalo-rachidien. André-Thomas a trouvé deux fois sur dix cas une lymphocytose légère. Sicard et Babonneix l'ont aussi signalée
chez des choréiques fébricitants. Dans un cas de chorée
intense avec fièvre, céphalée et mauvais état général, Sicard
a constaté une lymphocytose nette et qui persistait au bout
de six semaines. L'inflammation méningée est même devenue
visible dans certains cas, si nous pouvons nous exprimer
ainsi. La névrite optique (1) existait dans un cas de Russel
(cité par Raymond, dictionnaire de Dechambre); elle s'ac-
compagnait de diminution des diverses impressions lumineu-
ses. Bouchut signale aussi, une fois, une hyperhémie nette
du nerf optique et même une véritable névrite. Cette névrite
optique est rare et existe seulement dans des chorées graves.
Pour que l'inflammation méningée se propage jusqu'au nerf
optique, il faut évidemment qu'elle acquière une certaine
intensité.

_____

(1) Voir la thèse de Bernard, Paris, 1909.

Mais tous ces arguments sont d'ordre clinique. Peut-on fournir des preuves anatomiques de l'existence d'une méningoencéphalite réelle ? Si ces preuvent existent, la question est bien près d'être définitivement jugée. Les autopsies de choréiques sont assez nombreuses ; voyons ce qu'elles ont permis de constater.

Monod, chez deux sujets, trouva une hypertrophie avec injection marquée de la substance corticale du cerveau et de la moelle. Brown trouva toute la surface du cerveau extrêmement injectée. Dufossé (1836) cite les cas de Lelut et de Sœmmering, où on trouva des fausses membranes méningées. Leudet (1853), chez une jeune fille de 17 ans, trouva de l'injection des vaisseaux de la pie-mère et de petits épanchements sanguins ; le cerveau était aussi congestionné. Malherbe (1858) constata un ramollissement et une coloration rosée de toute la couche superficielle de la substance grise. Faller (1862) note une hyperhémie de tout l'axe cérébrospinal qui va jusqu'à l'hémorragie. Peacock, Thompson (1863) signalent de l'hyperhémie méningée ; dans le second cas, même, il y avait un ramollissement limité des circonvolutions et de la moelle. Lélion (1864) trouve de l'hyperhémie des méninges et de la substance corticale, Russel (1865), Monckton (1866) du ramollissement des circonvolutions, Steiner (1868) de l'hyperhémie et de l'œdème cérébral, Tuckwel (1867) de l'hydrocéphalie et des foyers multiples de ramollissement cérébral et médullaire, Ogle (1868) de l'hyperhémie et des abcès multiples, De Beauvais (1874) de la méningite aiguë de la convexité, Cartier (1876), Hutchinson (1876), Dickenson (1876) de l'hyperhémie. Cadet de Gassicourt (1882) trouve les méninges congestionnées, dépolies, opalescentes ; un piqueté vasculaire de la substance blanche ; prolifération abondante des cellules épithéliales et conjonctives de la pie-mère et formation d'amas de ces cellules autour des vaisseaux.

Partout ailleurs exsudations hématiques et leucocytiques dans le voisinage des vaisseaux. Powel (1889) constate une hyper-hémie énorme, coagulation dans les petits vaisseaux, suffusions hémorragiques des gaines vasculaires. Turner (1890) trouve du gonflement et de l'opacité de certaines cellules pyramidales dans la couche profonde de la substance corticale au niveau du sillon de Rolando. Laufenauer (1890) constate de l'hyperhémie dans les parties grises du cerveau : écorce et ganglions centraux ; infiltration diffuse de l'écorce cérébrale par de nombreux lymphocytes (1).

Reinhold (1898), chez une jeune fille de 20 ans, morte de chorée au bout de 8 jours, trouve une forte hyperhémie de la pie-mère, un thrombus dans le sinus longitudinal supérieur et dans les veines voisines. A l'examen microscopique, pas de lésions de la substance cérébrale. Silvestrini et Daddi (1808) décrivent seulement des dilatations variqueuses des prolongements protoplasmiques dans les cellules de l'écorce cérébrale. Murri (1899) constate de l'hyperhémie et de l'épaississement des méninges ; infiltration à petites cellules allant de la superficie vers la profondeur. Par places l'écorce cérébrale semblait atteinte d'un état inflammatoire. Dans deux autres cas, l'auteur observa dans certaines cellules, surtout les pyramidales, des espaces péricellulaires dilatés, renfermant deux ou trois noyaux se colorant bien. Les vaisseaux corticaux et sous corticaux étaient fortement gorgés de sang. Les espaces péricellulaires renfermaient quelques leucocytes et des globules rouges. Çà et là on voyait une légère chromatolyse dans les cellules de l'écorce cérébrale. Ces altéra-

---

(1) Tous ces cas sont empruntés à la thèse de Vicq.

tions concernaient presque toute la surface de l'écorce cérébrale, sans localisation exacte.

Thomson (1899), chez une jeune fille de 15 ans, trouve
une légère chromatolyse des cellules motrices et de l'œdème.
Quelques dilatations variqueuses sur les prolongements cellulaires. Anton (1899), trouve de l'atrophie du noyau lenti-
culaire. Reichardt observe deux cas. Petits foyers d'infiltration
cellulaire dans toute l'étendue du cerveau. Hémorragies
disséminées aussi en différents endroits. Dégénérescence des
fibres nerveuses, surtout de la partie postérieure de la capsule
interne et partie latérale du pulvinar. Dégénérescence des
racines de la moelle. Préobraszensky (1901), trouve une pachyméningite cérébro-spinale hémorragique. A l'examen histologique : hyperhémie intense des méninges, exsudat hémorragique détruisant par places la couche superficielle des
hémisphères et du cervelet ; au niveau des cellules pyramidales, chromatolyse diffuse, dégénérescence graisseuse,
position excentrique du noyau. Tuméfaction du noyau des
cellules de Purkinje. Lésions moindres de la moelle épinière.
Weill et Salavardin (1901), ne trouvent aucune lésion. Kop-
czynski (1903) note seulement de l'hyperhémie des méninges
et une légère chromatolyse des cellules pyramidales.

Albert Delcourt et René Sand (1908), dans un cas de
chorée mortelle, ont trouvé une inflammation modérée et
diffuse de tout l'arbre cérébro-spinal et des méninges ; cette
inflammation se caractérise par une congestion très marquée,
accompagnée par places de foyers d'exsudation leucocytaire
avec œdème, nécrose et hémorragie. La névroglie et le tissu
conjonctif prolifèrent. Les cellules nerveuses sont altérées.
Méry et Babonneix (1908), chez une fillette de quatre ans,
ont constaté de la congestion, de la dilatation des gaines
lymphatiques périvasculaires, de petits foyers hémorragiques,
des lésions multiples des cellules nerveuses. Les lésions

prédominaient dans les noyaux opto-striés. Mlle Chkeblewsky (1909), dans sa thèse, rapporte un cas personnel dans lequel il n'existait pas de lésions macroscopiques. L'examen histologique révéla au niveau des circonvolutions frontale et pariétale ascendantes une légère dilatation des gaines périvasculaires et quelques foyers hémorragiques, un certain degré de chromatolyse et de neuronophagie. Dans un cas de Dupré et Camus, cité dans la même thèse, on trouva les centres nerveux très congestionnés et quelques ecchymoses sous-pie-mériennes à la face externe des hémisphères ; pas d'altération des cellules nerveuses, infiltration lymphocitaire. Chavigny et Schneider (1910), chez un malade de 22 ans, ne trouvent rien macroscopiquement. Histologiquement : épendymite de la moelle ; au cervelet, hyperplasie névroglique, existence d'une couche, de cellules ovales réduites à leur noyau, formant une bande entre la couche moléculaire et la couche des cellules de Purkinje. Au cerveau prolifération névroglique et augmentation des cellules satellites ; méninges intactes.

Pour résumer ces diverses observations nous dirons : la lésion la plus fréquemment signalée est l'hyperhémie méningée ou méningo-encéphalique. Cette hyperhémie peut même aboutir à la suffusion hémorragique. Les méninges peuvent être épaissies, troubles, mais le fait est assez rare. Au niveau de la substance nerveuse on constate, outre la congestion, des ramollissements, quelquefois de l'œdème. Les lésions histologiques ont été surtout bien étudiées dans ces dernières années. Toutes les parties du tissu nerveux sont intéressées. Les cellules nerveuses ne sont pas en général profondément atteintes : il s'agit ou d'une tuméfaction trouble (Turner), ou d'une légère chromatolyse, rarement d'une vraie dégénérescence. Dans un ou deux cas, on signale des varicosités des prolongements cellulaires. C'est surtout le tissu interstitiel qui est le siège des altérations. La névroglie prolifère, s'infiltre de cellules migratrices. Enfin, dans presque tous les cas, les vaisseaux sont dilatés, la gaine périvasculaire est distendue par des cellules ou des globules rouges ; quelquefois les capillaires sont thrombosés.

Quelle valeur peut-on attribuer à l'ensemble de ces lésions ? S'agit-il dans tous les cas d'une véritable méningo-encéphalite ?

Dans bien des cas, la congestion plus ou moins intense signalée par les auteurs ne nous paraît pas susceptible d'être considérée comme une inflammation caractérisée et spécifique des méninges et de l'écorce. Chez beaucoup de choréiques dont l'autopsie a pu être pratiquée, la mort était survenue dans une sorte d'état de mal choréique : on voit alors les mouvements acquérir une violence excessive et se succéder sans aucune intermittence. En même temps se manifestent des troubles respiratoires, avec contractions irrégulières des muscles thoraciques et du diaphragme qui peuvent faire considérer la mort comme consécutive à une véritable asphyxie. On s'explique alors facilement la dilatation énorme des vaisseaux intracrâniens signalée par les auteurs. La chorée n'est plus la conséquence, mais bien la cause même de cette stase sanguine.

Dans les cas où des ramollissements étendus ont été constatés au niveau de l'écorce, il ne nous paraît pas, non plus, que ces lésions puissent être invoquées pour expliquer l'établissement de la chorée. Il s'agit, en effet, de chorées compliquées d'endocardites rhumatismales et au cours desquelles de petits embolus fibrineux, partis des végétations valvulaires, sont venus produire l'oblitération des vaisseaux corticaux.

Restent quelques cas bien nets où des examens anato-pathologiques microscopiques ne laissent pas place au doute : la méningo-encéphalite est réelle. Ce sont, pour la plupart, des faits récents où les examens ont été pratiqués avec beaucoup de rigueur (Murri, Préobrazensky, Delcourt et Sand, Méry et Babonneix). Il ne s'agit plus ici de simple stase sanguine, mais d'un véritable processus inflammatoire : infiltration leucocytaire, hémorragies capillaires, nécroses circonscrites, prolifération névroglique.

Mais ce sont des cas exceptionnels. La mort est excessivement rare dans la chorée de Sydenham. Et dans les cas où elle survient, on est tenté de se demander s'il n'intervient pas un facteur surajouté déterminant l'issue fatale. On trouve de la méningo-encéphalite dans les cas mortels de chorée, mais rien n'empêche de supposer que cette méningo-encéphalite a été peut-être la cause de la mort, mais qu'elle n'est intervenue en rien dans la détermination du syndrome choréique lui-même. Comment prouver qu'elle existe réellement dans ces cas de chorée qui guérissent toujours avec une grande facilité. Certainement on répondra que dans ces cas, il s'agit d'une méningo-encéphalite particulièrement discrète, qui se révèle surtout par les mouvements choréiques, mais dont les autres symptômes sont difficilement perceptibles ; cependant la lymphocytose du liquide céphalo-rachidien rend son existence évidente.

Mais nous ferons remarquer précisément que cette lymphocytose est elle-même bien loin d'être constante. André-Thomas ne la constate que deux fois sur dix cas. Les autres auteurs qui l'ont signalée ne la donnent pas non plus comme un symptôme constant. Il s'agit encore, ici, de faits exceptionnels, légèrement anormaux quelquefois, et qui se distinguent souvent par un degré particulier de gravité.

Enfin, il y a plus. Non seulement les lésions constatées sont loin d'être toujours caractéristiques, mais dans quelques cas, les recherches sont demeurées absolument négatives. Ainsi Leube et Strumpell (Specialle Pathologie and Thérapie 1889) ont rapporté trois cas où on n'a rencontré aucune lésion. Weill et Salavardin (1901) pratiquent aussi un examen sans aucun résultat. Kopczinski (1903) ne trouve que des lésions insignifiantes et de même Anton (1899). Reinhold ne rencontre aucune lésion de la substance corticale. Silvestrini et Daddi ne trouvent que quelques dilatations variqueuses des prolongements des cellules pyramidales, de même Thomson. On peut donc en conclure que l'histologie pathologique de la chorée de Sydenham n'est pas encore fixée. Certainement, dans ces dernières années, on est arrivé à quelques résultats précis grâce à des examens microscopiques méthodiques. On peut même dire que les cas où l'on n'a absolument rien trouvé constituent des exceptions. Mais ils existent et, en les rapprochant de ceux où les résultats sont vraiment peu caractéristiques, on peut se convaincre que toute tentative pour donner dès maintenant une formule anatomo-pathologique de la chorée de Sydenham, est, à l'avance, frappée d'impuissance.

Que penser alors de la tentative d'André-Thomas ? Peut-on dire que la chorée de Sydenham est une maladie organique dont le substratum anatomique est une méningo-encéphalite légère ?

Nous croyons que ce serait une conclusion réellement prématurée. C'est là certainement une théorie séduisante et qui n'est nullement en désaccord avec les constatations cliniques. Mais, nous le répétons, il manque les preuves qui transformeraient cette hypothèse en une vérité désormais indiscutable : la présence constante d'une lymphocytose céphalo-rachidienne, la vérification constante, par les autopsies, de l'existence d'une méningo-encéphalite caractérisée.

Cependant, si nous sommes d'avis qu'André-Thomas a poussé un peu trop loin dans la voie de la généralisation et qu'il a prématurément voulu apporter une précision trop

grande dans une question qui en comporte encore si peu,
cet auteur a incontestablement eu un grand mérite. C'est
celui d'insister sur ces légers signes révélant la lésion ou
plutôt l'irritation du faisceau pyramidal, et qu'il a mis en
évidence chez un grand nombre de ses malades.

La présence, fréquemment constatée par un auteur des plus
compétents, de ces petits signes dont la valeur est indiscutable, nous permet d'affirmer du moins ce point précis : beaucoup de chorées essentielles de l'enfance s'accompagnent de
lésions organiques légères du système nerveux central, et, on
peut même préciser davantage, du faisceau pyramidal.

L'existence de ces altérations anatomiques au cours de la
chorée de Sydenham semble trouver d'ailleurs une confirma-
tion nouvelle dans ces cas, où la maladie se prolonge,
devient chronique, et que Henri Claude a étudiés sous le nom
de chorées persistantes. Dans deux observations communi-
quées par Claude à la *Société de Neurologie*, dans un cas
publié par Euzière, cette chorée persistante s'accompagne de
signes nets de lésions organiques : exagération des réflexes,
signe de Babinski positif, paralysies, hypotonie, lymphocytose
du liquide céphalo-rachidien. Et, que les lésions organiques
ainsi révélées soient contemporaines de l'établissement du
syndrome (Claude) ou, au contraire, qu'elles aient précédé
(Euzière) ou suivi son apparition (cas déjà cité de Brissaud
et Gy), il ne paraît pas illogique d'établir une relation de
cause à effet entre l'incurabilité des lésions et la persistance
des mouvements anormaux. La chorée de Sydenham guérit
ordinairement parce que les lésions nerveuses sont particulièrement légères, mais si ces lésions, au lieu de disparaître
complètement deviennent chroniques, les mouvements choréiques continuent à se manifester. Mais, encore ici, on doit se
garder d'une trop grande précision. Certainement les lésions
anatomiques étaient indiscutables dans les cas de Claude

et encore plus indiscutables dans celui d'Euzière. Cependant nous ne nous croyons pas en droit de conclure : chorée persistante égale toujours méningo-encéphalite chronique. D'autant plus qu'aucune vérification anatomique n'est encore venue corroborer une pareille hypothèse.

Il faut conclure. Nous nous associons pleinement aux paroles suivantes prononcées par André-Thomas lui-même à la séance de la *Société de Neurologie* du 3 juin 1909 : « Le chapitre des chorées essentielles de l'enfance est à reviser et, à l'avenir, il nous paraît nécessaire, dans un but de précision et de classification, de rechercher chez tous les choréiques les signes de lésion organique du système nerveux central et plus spécialement les petits signes de perturbation du système pyramidal qui ont été indiqués par M. Babinski ». Ces signes ne se rencontrent pas dans tous les cas. Ceux qui les présentent répondent-ils à des affections spéciales dont les caractères cliniques présenteraient une allure particulière, comme tendrait à l'admettre André-Thomas ? Nous ne prétendons certainement pas trancher la question, mais nous sommes d'avis que, par des examens méthodiques et persévérants, on arrivera à diminuer beaucoup le groupe des chorées névroses pour accroître celui des chorées à lésions organiques.

Mais « il nous est impossible de préciser la nature et le siège de ces lésions. Toutefois, la fréquence de la chorée unilatérale ou la prédominance sur un seul côté, soit seulement au début, soit pendant toute l'évolution, un certain degré de faiblesse dans le côté le plus atteint, la présence de petits signes décrits par M. Babinski chez les hémiplégiques, sont plutôt en faveur d'une lésion de la voie pyramidale ou de la zone corticale motrice, mais on ne peut affirmer que ce soit là son siège exclusif. La coexistence de troubles psychiques peut être également invoquée en faveur de la participation de l'écorce cérébrale » (André-Thomas. *Loc. cit.*).

On peut maintenant se demander à quelle cause on doit attribuer ces lésions nerveuses légères. Certainement nous n'avons pas l'intention de soulever cette question, si discutée encore, de l'étiologie de la chorée de Sydenham. Il nous suffira d'indiquer que beaucoup de théories émises permettraient d'expliquer facilement l'existence de lésions corticales plus ou moins intenses. Qu'il s'agisse d'une infection, d'une intoxication externe, d'une auto-intoxication par insuffisance fonctionnelle du tube digestif, du foie, des reins, au cours de la croissance, dans ces diverses hypothèses, l'apparition d'une méningo-encéphalite légère est facile à expliquer. Par suite des antécédents nerveux du sujet, les microbes, leurs toxines ou les toxines de toute autre provenance viennent d'une manière élective irriter la substance corticale, déterminer de la vaso-dilatation, une légère infiltration lymphocytaire. Il en résulte des perturbations suffisantes pour exciter les neurones moteurs qui réagissent en donnant naissance aux mouvements choréiques.

Quant à vouloir pénétrer le mécanisme intime de ce mode de réaction des cellules corticales, nous avons déjà montré la difficulté d'une pareille tentative. Nous nous bornerons à faire remarquer que le mouvement choréique, de par ses allures cliniques, paraît bien mériter le titre de manifestation motrice des centres supérieurs corticaux. Ses caractères d'intermittence, de spontanéité, de coordination relative, ne s'accorderaient guère avec une origine purement réflexe. Nous retenons l'intermittence qui permet d'établir une comparaison avec ce qui se passe dans l'épilepsie. Chez les épileptiques, les cellules corticales motrices, irritées par un élément variable, se chargent d'énergie pendant un certain temps et ne répondent à l'excitation par des convulsions que lorsque leur maximum de tolérance est dépassé. De même, pour ce qui concerne la chorée, n'est-il pas possible de considérer que

les cellules corticales, sous l'influence des irritations légères
répétées de la méningo-encéphalite, réagissent de temps à
autre par une brusque incitation motrice leur permettant de
se décharger de l'énergie accumulée ? Cette hypothèse est au
moins vraisemblable. Elle est d'ailleurs rendue plus accep-
table par ce fait que l'excitation artificielle de l'écorce a pu
déterminer l'apparition de mouvements choréiques. Ronco-
roni, appliquant sur les circonvolutions d'un chien des tam-
pons d'ouate imbibés d'une solution de métaphosphate de
soude, obtient des mouvements myocloniques et plus rarement des mouvements nettement choréiformes de la moitié
opposée du corps ; en insistant ou en appliquant alors le
courant électrique, des convulsions épileptiformes entrent en
scène. La condition nécessaire pour la limitation aux mouvements choréiques paraît donc être une excitation corticale
d'une intensité moyenne.

Mais nous n'insisterons pas davantage sur ce point. Nous
nous sommes efforcé de rester autant que possible dans les
limites des constatations cliniques et anatomiques. Nous res-
terons fidèle à notre méthode et nous éviterons de nous
engager dans une voie où nous n'aurions pour nous guider
que des hypothèses ou des expérimentations encore bien
imprécises et, partant, peu concluantes.

CONCLUSIONS

Tous les problèmes soulevés au cours de notre travail ne peuvent recevoir une solution définitive. A côté de quelques affirmations, notre étude critique laisse beaucoup de points d'interrogation :

1° Un syndrome choréique absolument typique peut apparaître au cours de la méningite tuberculeuse ou d'autres méningites aiguës. Ce syndrome reconnaît comme cause anatomique une localisation particulière des lésions méningo-corticales au niveau de la zone rolandique. C'est là le seul point certain : la nature de ces lésions est variable et ne peut se traduire par une formule précise. Il semble cependant que ces altérations, pour déterminer un syndrome choréique, doivent avoir une certaine intensité.

2° Un syndrome choréique peut aussi apparaître au cours de l'évolution de la paralysie générale progressive. Il s'agit dans quelques cas d'une chorée essentielle évoluant parallèlement à l'affection primitive ; le syndrome apparaît, d'autres fois, à la suite d'une attaque apoplectiforme ou d'une série d'accès épileptiformes, et il est alors en général temporaire ; il se rapproche pathogéniquement et symptomatique·

ment des hémichorées qu'on peut observer à la suite de
tous les ictus apoplectiques ; ailleurs, enfin, il se montre
dès le début de la maladie et en constitue en quelque sorte
un symptôme permanent. Dans le premier cas, sa persistance,
dans les deux derniers, son apparition, nous paraissent liées
aux lésions cortico-méningées de la paralysie progressive.
Mais la méningo-encéphalite chronique de la paralysie générale n'est pas, à elle seule, suffisante pour faire naître le
syndrome choréique. Il faut un autre facteur se surajoutant
aux lésions chroniques ; cet autre facteur paraît être la
congestion, passagère le plus souvent, et alors le syndrome
choréique est aussi transitoire, mais persistant quelquefois
et aboutissant alors presque toujours à la suffusion hémorragique. Dans ces cas, les mouvements choréiques peuvent
devenir définitifs.

3° De nombreux examens macroscopiques et microscopiques, chez des sujets atteints de chorée de Huntington, ont
révélé la présence constante de lésions méningo-corticales, et
la prédominance de ces lésions sur toutes les autres. Cette
localisation particulière des lésions tient certainement sous
sa dépendance une partie des symptômes de l'affection ; nous
croyons que les mouvements choréiques ont la même origine.
Cependant la présence de lésions, répandues un peu sur
toute la hauteur du névraxe, ne nous permet pas d'être
entièrement affirmatif. Mais le rapprochement de ces cas
avec les syndromes choréiques précédemment étudiés plaide
en faveur de leur origine méningo-corticale.

4° L'observation soigneuse de certains cas de chorée de
Sydenham a permis de mettre en évidence une irritation du
faisceau pyramidal. Certains signes cliniques semblent prouver
que l'origine de cette irritation doit se trouver au niveau de

la corticalité. Ces mêmes signes ont été constatés dans des cas de chorées devenues chroniques et dont la persistance pourrait, peut-être, se rattacher à la non disparition d'un travail pathologique, d'ordinaire transitoire. Cependant il nous paraît prématurée d'inférer de tout cela que la chorée de Sydenham est la simple manifestation d'une méningo-encéphalite. D'abord les signes cliniques révèlent plutôt une irritation des cellules nerveuses, ils ne prouvent pas qu'il s'agisse d'une vraie lésion. Pour avoir donc le droit de conclure d'une manière aussi précise, il faudrait retrouver dans les autopsies, et constamment, cette méningo-encéphalite, ce qui n'est pas. Aussi ne peut-on pas, comme le veut Thomas, ranger la chorée de Sydenham dans le groupe des maladies organiques du système nerveux central.

Dans les cas où l'autopsie a révélé l'absence de lésions, on pourrait peut-être expliquer l'excitation du faisceau pyramidal par l'action directe des toxines, microbiennes ou autres, sur les cellules corticales, sans que cette perturbation physiologique aboutisse à des lésions véritables et persistantes. Mais nous nous demandons s'il est alors permis de prononcer le mot de méningo-encéphalite.

Certainement on ne s'est préoccupé pendant longtemps que des constatations macroscopiques, et les recherches histologiques ont été trop négligées. Dans ces dernières années, le microscope, employé méthodiquement, a permis de révéler des lésions importantes là où un simple examen macroscopique avait pu faire croire à l'absence de toute altération corticale. Mais ces recherches sont encore trop peu nombreuses et surtout pas suffisamment concordantes pour qu'il soit permis d'en tirer des conclusions précises.

Peut-être, lorsque les examens seront en plus grand nombre, pourra-t-on, en les confrontant, créer une anatomie pathologique de la chorée. Jusque-là il nous paraît prudent de nous borner aux faits bien constatés : la chorée de Sydenham évolue souvent avec des signes d'irritation de la corticalité ; les autopsies ont quelquefois révélé des lésions réelles de cette région du névraxe ; il n'est pas possible d'affirmer que ce soient là des lésions constantes et tenant toujours sous leur dépendance l'apparition du syndrome.

Les recherches doivent évidemment porter dans l'avenir sur l'examen soigneux du liquide céphalo-rachidien et, puisque les constatations au point de vue cytologique restent souvent négatives, peut-être arrivera-t-on, par l'analyse chimique, à établir une formule précise et constante, révélatrice d'un processus pathologique localisé aux méninges et à la corticalité.

BIBLIOGRAPHIE

(Pour compléter ce qui concerne la chorée chronique, voir le rapport de Sainton).

ANDRÉ-THOMAS. — La nature organique de certaines chorées de Sydenham. Revue neurologique, 1909. — Chorée de Sydenham maladie organique. Congrès de Nantes, août 1909, et Revue neurologique, 1910, p. 1046.

ANTON. — Jahrbucher für psychiatrie, 1899.

ALZHEIMER. — Die atypischen formen der paralyse (in Allgemeine Zeitschrift für psychiatrie un psychich. — Gerichtliche afechzin), 1902, p. 170.

BERNARD et BABONNEIX. — Troubles oculaires dans la chorée. Gazette des Hôpitaux, 1909, n° 43.

BERNARD. — Troubles oculaires dans la chorée de Sydenham. Thèse de Paris, 1909, n° 245.

BABONNEIX et PAISSEAU. — Méningite tuberculeuse et chorée. Gazette des hôpitaux, 27 décembre 1910.

BARION. — Accidents pseudo-méningitiques dans la chorée de Sydenham. Lyon médical, 25 janvier 1903.

BOUCARUT. — Méningite tuberculeuse avec symptômes choréiformes et épileptiformes. Nouv. Montp. méd., 1898, p. 685.

BOINET. — Méningite tuberculeuse de l'adulte à forme choréo-athétosique. Revue neurologique, 1889, p. 353.

BALLET (G.) et LAIGNEL-LAVASTINE. — Un cas de chorée chronique avec autopsie. Congrès de Nantes, 1909.

BRISSAUD et GY. — Paralysie générale progressive survenue chez le père et la fille. Société de psychiatrie, 21 janvier 1909.

BABINSKI. — De la flexion combinée de la cuisse et du tronc dans la chorée de Sydenham. Société de neurologie, 1905. — Les réflexes dans la chorée, Journal de médecine interne, 15 septembre 1905.

BABONNEIX. — Réflexes dans la chorée de Sydenham. Archives de médecine des enfants, décembre 1908.

BONHOEFFER. — Hypotonus musculaire dans la chorée. Monastchriff für psychiatrie, 1898.

CLAUDE. — Deux cas de chorée persistante avec signes de lésions anatomiques légères du système nerveux. Société de neurologie, 1er juillet 1909.

CLAUDE et LHERMITTE. — Syndrome choréique avec troubles mentaux chez une débile alcoolique. Mort par septicémie. Examen histologique. Revue neurologique, 1909, p. 159.

CRKEBLEWSKY. — Complications mortelles de la chorée. Thèse de Paris, 1909, n° 308.

CHARPENTIER. — Signe de Babinski dans la chorée de Sydenham. Société de neurologie, 1906.

CHARCOT. — Hémichorée. Société de biologie, 1872. Progrès médical ; Leçons sur les maladies du système nerveux, 1875.

CHAVIGNY et SCHNEIDER. — Presse médicale, 6 juillet 1910.

DAMAYE. — Autopsie de deux cas de chorée chronique avec troubles mentaux à la période démentielle. Revue de psychiatrie, novembre 1909.

DUPUY. — Réflexes dans la chorée. Thèse de Paris, 1909.

DANA. — De l'origine microbienne de la chorée, une observation avec autopsie. Résumée dans la revue des Sciences médicales, 1893.

DREYFOUS. — Thèse de Paris, 1879.

DRŒSEKE. — Progressive paralysie und chorea. Monastchrifft für psychiatrie und neurologie, 1905, page 232.

ELOY. — Chorées amyotrophiques. Thèse de Paris, 1904-05, n° 75.

ESSAYAN. — Chorée et infection. Thèse de Montpellier, 1897.

ESNER. — Réflexes rotuliens dans la chorée. Philad. Med. Journal, 1901.

Euzière. — Une observation d'hémichorée et d'hémiathétose survenues à la suite d'ictus apoplectique chez un paralytique général. Société des Sciences médicales de Montpellier, juin 1909.

Euzière et Pezet. — Paralysie générale et chorée. Province médicale, 11 juin 1910.

Euzière et Margarot. — Contribution à l'étude des chorées persistantes. Réflexions sur un syndrome choréiforme chronique. Montpellier médical, juin 1910.

Foucherand. — Contribution à l'étude de la physiologie pathologique de la chorée. Thèse de Lyon, 1883.

Grasset et Gaussel. — Revue neurologique, 1905, p. 69.

Golgi. — Rev. clin. di Bologna, 12 décembre 1874.

Gonnet. — Des mouvements choréiformes dans les tumeurs cérébrales. Thèse de Lyon, 1910, n° 3. Méningite tuberculeuse et mouvements choréiformes. Presse médicale, 27 août 1910.

Grondone. — De l'épilepsie choréiforme. Thèse de Lyon, 1905. Revue neurologique, 1905, p. 910.

Huet. — De la chorée chronique. Thèse de Paris, 1888.

Hutinel et Babonneix. — Article chorée in Hutinel. Les maladies des enfants.

Jumentié et Chenet. — Chorée de Sydenham avec troubles organiques. Revue neurologique, 1909, p. 945.

Joffroy — Sur la présence accidentelle de polynucléaires dans la paralysie générale. Soc. méd. des hôpitaux de Paris, janvier 1903.

Kopcynski. — Contribution à l'étude de l'anatomie pathologique et de la pathogénie de la chorée. Revue neurologique, 1903.

Kuessner. — In archiv. für psychiatrie Bd 8, p. 443, 1878.

Lesné et Gaudeau. — Chorée mortelle causée par une méningite à staphylocoques. Archives de médecine des enfants, 1905.

Longmead. — Sur certains signes pupillaires au cours de la chorée. Lancet, 18 janvier 1908.

Leube et Strumpell. — Spécialle pathologie und thérapie (1889).

Mongin. — Etude sur l'hémichorée symptomatique. Thèse de Paris, 1888, n° 11.

Meyer. — Chorea und Manie. Arch. f. psychiatrie. Bd 2, 1870.

Mendel. — Die progressiven paralyse der Irren. Berlin, 1880.

Mamonoff. — Contribution à l'étude des chorées d'origine infectieuse. Thèse de Lyon, 1901, n° 115.

Marie et Duflot. — Cytologie du liquide céphalo-rachidien chez les paralytiques généraux. Soc. méd. des hôpitaux de Paris, 4 août 1902.

Massalongo. — Contribution à l'étude corticale des tremblements. Revue neurologique, 1903, p. 45.

Michel. — Paralysies dans la chorée. Thèse de Paris, 1904.

Mery et Babonneix. — Un cas de chorée mortelle. Gazette des hôpitaux, 15 septembre 1908.

Murri. — Policlonie e Corea. Policlinico, 1899. Chorée, épilepsie, hystérie. Gazetta degli ospédali e delli cliniche, n° 12, p. 122, 18 janvier 1900.

Nicollet. — Réflexes dans la chorée. Thèse de Lyon, 1900-01.

Ollive. — Paralysies chez les choréiques. Thèse de Paris, 1883.

Oddo. — Réflexes tendineux dans la chorée de Sydenham. Gazette des hôpitaux, 30 octobre 1900, p. 1343.

Orleansky. — Un cas d'épilepsie choréique. Pr. russe de psych. neur. et psych. 1905, n° 1. Rev. Neur. 1905, p. 910.

Pernain. — Chorée et fièvre typhoïde. Thèse de Lyon, 1905.

Pierret. — Anat. path. de la chorée. Société des Sciences méd. Lyon, 1883.

Perisson. — Des paralysies et amyotrophies dans la chorée de Sydenham. Thèse de Bordeaux, 1891.

Préobrazenski. — Neurol. central blatt, 1902, n° 4.

Reinhold. — Ein Beitrag Zur pathologischen Anatomie der chorea minor Deutsche Zeitschrift für Nervenheilkunde, 1898, t. 63, p. 359.

Reichardt. — Arch. für kliniche médicin, 1900, p. 504.

Raymond. — De l'hémichorée. Thèse de Paris, 1876. Chorée compliquée d'hémiplégie, Journal de médecine et chirurgie pratique, 10 septembre 1905, art. 20846.

Sainton. — Les chorées chroniques. Rapport au XIX° Congrès des aliénistes et neurologistes de France. Nantes, août 1909.

SAGE. — Contribution à l'étude des mouvements choréiformes chez les paralytiques généraux. Th. de Lyon, 1884, n° 221.

SAND et DELCOURT. — Un cas de chorée de Sydenham terminé par la mort. Arch. de méd. des enfants, 1908, n° 12, p. 826.

SILVESTRINI et DADDI.— Un caso mortale de corea del Sydenham con richerche bacterioscopiche e istologische. La Settmana Medica, 1898.

SERGENT et BABONNEIX. — Un cas de chorée mortelle. Société médicale des hôpitaux, 29 avril 1904.

SICARD. — Le liquide céphalo-rachidien. Collect. Leauté.

TINEL et ANDRÉ-THOMAS. — Hémichorée et signes de lésions organiques du système nerveux central, lymphocytose céphalo-rachidienne. Société de Neurologie, 1909.

THOMSON. — The patology of. acuta chorea. Britsth. Med. Journal, 1899.

VALLON et MARIE. — Paralysie générale avec chorée. Congrès des médecins aliénistes et neurologistes, 1894, p. 520.

VIGOUROUX. — Un cas de chorée chronique avec autopsie. Congrès de Nantes, 1909.

VICQ. — Mort dans la chorée. Thèse de Paris, 1903, n° 158.

WEILL et SALAVARDIN. — Rev. mens. des mal. de l'enf., 1901, n° 4.

WIDAL et LEMIERRE. — Cytologie du liquide céphalo-rachidien au cours des poussées congestives de la paralysie générale. Soc. méd. des hôp. de Paris, juillet 1902.

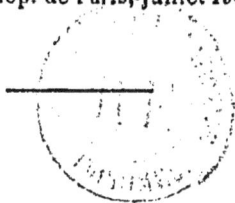

SERMENT

En présence des Maîtres de cette École, de mes chers condisciples, et devant l'effigie d'Hippocrate, je promets et je jure, au nom de l'Être suprême, d'être fidèle aux lois de l'honneur et de la probité dans l'exercice de la Médecine. Je donnerai mes soins gratuits à l'indigent, et n'exigerai jamais un salaire au-dessus de mon travail. Admis dans l'intérieur des maisons, mes yeux ne verront pas ce qui s'y passe; ma langue taira les secrets qui me seront confiés, et mon état ne servira pas à corrompre les mœurs ni à favoriser le crime. Respectueux et reconnaissant envers mes Maîtres, je rendrai à leurs enfants l'instruction que j'ai reçue de leurs pères.

Que les hommes m'accordent leur estime si je suis fidèle à mes promesses! Que je sois couvert d'opprobre et méprisé de mes confrères si j'y manque!

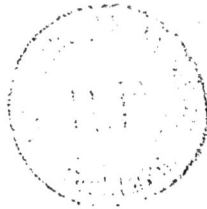

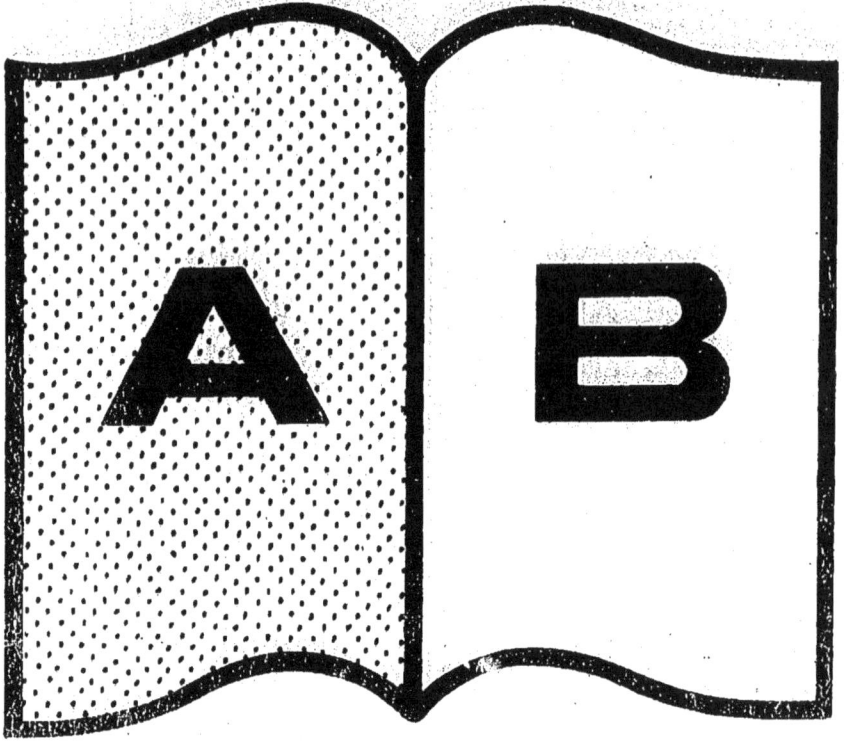

Contraste insuffisant

NF Z 43-120-14

www.ingramcontent.com/pod-product-compliance
Lightning Source LLC
Chambersburg PA
CBHW031731210326

41519CB00050B/6213